张鹏天　王宏波　陈华强 主编

PUWAIKE SHOUSHU

普外科
手术

江西·南昌

江西科学技术出版社

图书在版编目（CIP）数据

普外科手术 / 张鹏天, 王宏波, 陈华强主编. -- 南昌：江西科学技术出版社, 2019.12（2023.7重印）

ISBN 978-7-5390-6736-0

Ⅰ.①普… Ⅱ.①张… ②王… ③陈… Ⅲ.①外科手术 Ⅳ.①R61

中国版本图书馆CIP数据核字（2020）第027526号

国际互联网（Internet）地址：

http://www.jxkjcbs.com

选题序号：ZK2018432

图书代码：B19017-102

普外科手术	张鹏天　　王宏波　　陈华强　主编

出版发行	江西科学技术出版社
社址	南昌市蓼洲街2号附1号
	邮编：330009　电话：（0791）86623491　86639342（传真）
印刷	永清县晔盛亚胶印有限公司
经销	全国各地新华书店
开本	787 mm×1092 mm　1/16
字数	140千字
印张	8.5
版次	2019年12月第1版　2023年7月第2次印刷
书号	ISBN 978-7-5390-6736-0
定价	42.00元

赣版权登字-03-2019-029

前　言

　　近十年来,随着电子计算机技术的发展及信息革命的进步,外科学也取得了飞速的发展。对疾病本质认识的不断深入,诊断方法的不断更新,新技术、新方法的不断涌现,尤其是学术思想及治疗理念的不断进步,使"外科学手术"的范畴不断拓展;器官移植的广泛开展,微创外及腔镜下手术等的广泛应用使现代外科学正以崭新大鹏展现在人们面前;在新技术新方法不断涌现的同时,一些传统的术式也随之逐渐被取代。所有的这一切都催促着我们医学工作者不断推陈出新。

　　本书系统阐述了普通外科手术治疗的基础理论和各种手术方法,既有传统经典手术,又有国内外新术式和新理论、新技术介绍。对各种手术均按适应证、禁忌证、术前准备、麻醉与体位、手术步骤、术中注意要点、术后处理和并发症防治等予以详述。

　　希望有助于医护人员的临床工作的顺利进行。

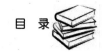

目 录

第一章　绪论　　　　　　　　　　　　　　　　　　　　　1

第一节　我国外科学发展概况／1

第二节　21世纪外科的发展与前景／2

第二章　外科手术操作原则和技术要求　　　　　　　　　　7

第一节　无菌原则微／7

第二节　无瘤原则／12

第三节　换药技能操作规范／16

第四节　拆线技能操作规范／19

第三章　普外科基础手术技术　　　　　　　　　　　　　21

第一节　组织切片技术／21

第二节　组织分离技术／26

第三节　外科缝合方法／28

第四节　结扎与止血技术／31

第五节　外科无菌技术／33

普外科手术

第四章　外科休克 　37

　　第一节　概述 / 37

　　第二节　临床表现 / 41

　　第三节　检查 / 42

　　第四节　治疗与预防 / 44

第五章　手术病员的水、电解质和酸碱平衡紊乱 　48

　　第一节　概述 / 48

　　第二节　疾病种类 / 48

第六章　手术病员营养支持 　59

　　第一节　机体正常代谢的营养需求 / 59

　　第二节　病人营养状态的评估 / 64

　　第三节　肠内营养 / 66

　　第四节　肠外营养 / 68

第七章　手术创伤输血及外科麻醉 　75

　　第一节　手术创伤输血 / 75

　　第二节　外科麻醉 / 77

第八章　手术后常见并发症的防治 　84

　　第一节　手术后出血 / 84

　　第二节　肺不张与肺炎 / 85

　　第三节　下肢深静脉血栓形成 / 86

　　第四节　急性胃扩张 / 86

　　第五节　泌尿系感染 / 87

　　第六节　切口感染和裂开 / 88

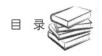

目 录

第九章　危重外科病人的监护　90

第一节　概述 / 90

第二节　重症监护技术 / 91

第十章　手术感染　99

第一节　外科手术切口的分类 / 99

第二节　外科手术部位感染的定义 / 100

第十一章　腔镜外科　103

第一节　腹腔镜发展史 / 103

第二节　腹腔镜器械的发展与改进 / 105

第三节　腹腔镜手术的优缺点 / 123

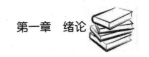

第一章　绪论

第一节　我国外科学发展概况

我国医学史上外科起源很早。公元前14世纪商代的甲骨文中就有"疥""疮"等字的记载。周代(公元前1066—公元前249年)外科医师被称为"疡医",主治脓肿、溃疡、金创和折疡。汉代杰出的外科学家华佗(141—203年)用"麻沸散"进行全身麻醉施行死骨剔除术和剖腹术等。张仲景的《金匮要略》对后世外科的发展也有很大的影响,如治疗肠痈、寒疝、浸淫疮、狐惑病等方药,至今仍被临床应用。南北朝时的《刘涓子鬼遗方》是我国现存的第一部外科学专著,主要内容有痈疽的鉴别诊断,治疗金疮、痈疽、疮疖、皮肤病的经验总结。隋代巢元方等集体编写的《诸病源候论》(610年)是我国第一部病因病理学专著,其中对症瘕积聚、瘿瘤、丹毒、疔疮、痔瘘、兽蛇咬伤等外科病的病因病理学有系统论述;并提出"腹月册(网膜)"脱出的手术和肠吻合的方法;对炭疽的感染途径已认识到"人先有疮而乘马"所得病;并指出单纯性甲状腺肿的发生与地区的水质有关。在唐代,孙思邈著《千金要方》(652年)中,应用手法整复下颌关节脱位,与现代医学采用的手法相类似。蔺道人著的《仙授理伤续断秘方》(841年)是我国第一部伤科专著,制订了一套骨折整复固定方法和处理开放性骨折需要注意的规则。宋代,王怀隐著《太平圣惠方》(1292年)中已有砒剂治疗痔核的记载。金元时代,齐德之著有《外科精义》(1335年),总结了前人各种方书的经验,认为外科病是阴阳不和,气血凝集所致,指出治其外而不治其内,治其末而不治其本的观点是错误的。危亦林著《世医得效方》(1937年)已有正骨经验,如在骨折或脱臼的整复前用乌头、曼陀罗等药物先行麻醉;用悬吊复位法治疗脊柱骨折。明代,中医外科学的发展已相当成熟,名医著作较多。如薛己的《外科枢要》《外科发挥》《外科经验方》,汪机的《外科理例》,陈文治的《疡科选粹》等均有特点。但以陈实功著作《外科正宗》成就最大。该书细载病名,各附治法,条理清晰,内容充实。其中记载有刎颈切断气管应急用丝线缝合刀口。清代以后,如祁广生的《外科大成》,陈士铎的《外科秘录》,顾世澄的

《疡医秘录》等均有丰富的内容，更加完善了中医外科系统理论，丰富了临床经验。特别是中华人民共和国成立后，根据党的中西医结合的方针政策，用现代科学技术来研究整理中医中药，50 多年来取得了丰硕的成果，如针刺麻醉、中西医结合治疗急腹症、骨折、多脏器功能衰竭、肿瘤、痔瘘、脉管炎等方面都有显著成绩，为中医学走向世界打下了基础。

我国西医外科学虽有百余年的历史，但在半封建、半殖民地的旧中国，发展十分缓慢，一直处于落后状态。中华人民共和国成立之后，在党的领导下，我国西医外科学有了飞速的发展，外科队伍不断壮大，腹部外科、显微外科、骨科、烧伤外科、心血管外科、矫形外科、泌尿外科、神经外科、小儿外科、老年外科、麻醉外科等各专科先后建立。近年来由于医学基础理论、实验外科的深入发展，又建立了组织和器官移植等新的学科。

我国于 1958 年成功抢救了一位大面积深度烧伤的病人后，治愈了不少Ⅲ度烧伤面积超过 90% 的病人，治疗烧伤的整体水平进入国际先进行列；1963 年首次成功地为一位病人接活了完全离断的右前臂，这在世界外科学领域内当时处于领先地位。

今后，在党的正确路线指导下，我国外科学必然会得到更加迅猛的发展，取得令人瞩目的成就。

第二节　21 世纪外科的发展与前景

Baums(1952)等从而迅速地提出首先处理肝门结构的规则性肝叶切除术。现代的肝脏外科才算真正开始，它比现代胆道外科学晚了半个多世纪，但其发展势头强劲，在 21 世纪，相信仍然是肝脏外科时代。我国是肝癌大国，肝外科的发展并不落后，至 1960 年中华医学会第 6 届全国外科学术会议上，已有 100 多例肝切除术的报道，并且提出肝硬化对肝癌切除治疗结果影响、治疗结果并不是与肝切除量成正比、肝癌合并肝硬化时右肝切除(或切除超过肝体积 50%)的死亡率高，要十分慎重的重要结论。显然我国肝癌外科治疗要走与西方国家不同的道路，因为在西方国家的病人伴发肝炎、肝硬化的发病率低。

20 世纪 70 年代，肝切除治疗原发性肝癌的潮流曾走入低谷；直至我国阐明临床型肝癌和亚临床型肝癌，早诊断、早治疗！观念的提出，使肝癌外科治疗摆脱了困惑。小肝癌的手术治疗取得了辉煌成就。然而，不可否认尚有不少的大肝癌或巨大肝癌有待处理。20 世纪 90 年代，现代肝脏外科到了它的成熟阶段，现代影像技术的发展，围手术期处理的进步,特别是受到同种异体肝移植成功的技术上的激励,巨大肝肿瘤切除便体现了 20 世纪 90 年代肝脏外科发展的特色。微创外科的到来,解决了久远以来的小切口与充分显露间的矛盾,使小径路能得到有限的充分显露。在当前 21 世纪,肝脏外科又步入一个新的技术革命领域,这次技术革命可能主宰着肝外科的发展。腹腔镜下肝切除手术,由于避免了腹部的大切口和切断腹肌(屋脊切口或长的右肋缘下切口)的大范围组织创伤,消除手术后由腹壁伤激发创伤反应这一环节,所以手术后的经过较平稳,患者能较早离床活动、消除了由创口所致的身体和心理上的创伤。但是,腹腔镜下肝切除手术亦有其局限性和限制,技术上仍未达成熟。当前,腹腔镜下肝外科手术在国内、外相继展开,治疗疾病的种类增多,甚至包括了亲属活体供肝获取,可以预计,微创肝脏外科在 21 世纪中将有较大的发展。根据肝外科的特点,手辅助式肝脏腹腔镜手术给跨越腹腔镜与开腹式手术间鸿沟,开创了一条新的途径,不论从观念上和技术上都是一项突破。当前,腹腔镜外科包含三个内容:①单纯的腹腔镜手术;②手助式腹腔镜手术;③腹腔镜辅助的开腹手术。手助腹腔镜肝外科是一项观念突破,其理由是:①沟通了腔镜技术与传统外科的鸿沟;②恢复了不可代替的外科医生的手感;③添加了外科医生的第三只眼睛;④开辟腹腔镜外科的更广阔领域;⑤结果是创造力的解放。虽然机器人辅助手术正在兴起,但外科医生的手仍然是不可代替的。当前对将腹腔镜技术用于恶性肿瘤切除上,仍然有争议,但是,减少手术创伤的总量,减轻病人的手术后创伤反应,应该是对患者有利的。

预计 21 世纪是肝脏外科的世纪,更是肝脏微创外科的世纪。在这个迅速发展的信息革命时代,当前出现的快速、多层面 CT 扫描、三维立体重建技术、可视化人体和三维可视化人体器官、个体化的虚拟现实、外科手术模拟器、大功率的实时成像设备、智能化手术机器人∀等,均是给肝脏外科微创化的发展铺平了道路。

虚拟现场(virtualreality)与实时成像(real timeimaging)可能主导 21 世纪的肝脏外科。因为在一些复杂条件下,外科医生在手术前便可以通过虚拟现场,透视目的肿瘤与邻近血管的关系,设计最佳的手术途径,预习处理手术中可能出现的情况。然而,模拟现实最重要的是将成为肝脏外科医生的训练场所,有如模拟现场对培养飞行员所起到的作用。因此,有人认为在当今信息化时代,将会带来肝脏外科的第二次技术革命。

当前,在外科技术上,肝脏外科已不再有禁区,如巨大肝肿瘤切除、肝脏的危险区域外科手术的实施,均已经先后在 20 世纪后期完成,肝脏在解剖学上的复杂性,已不再是障碍肝外科学发展的藩篱。外科医生常常挑战肝脏功能贮备的极限。然而,常使外科医生感到困惑甚至束手无策的是肝脏生理功能的奥秘了解不够。当前,肝外科医

生对肝功能的研究还是太少了。

自20世纪80年代中期,环孢素A的出现,肝移植走出了临床试验而进入临床应用阶段,用肝移植术治疗终末期肝病已显示出其不可争辩的效果,但供肝短缺成为制约同种异体肝移植的主要原因。分裂肝移植、减积肝移植、亲属活体肝移植便相继发展成为治疗方法中的一种,可供选择。肝移植的成功实施,不单纯是对肝脏外科的激励,更重要的是使临床医生重新思考,在肝移植时代一些常规手术治疗的作用与限度。时至21世纪,器官移植仍然是肝脏外科发展的重要里程碑。胆道外科虽然是较为成熟的学科,但在这世纪之交时发生了巨大的变革。Ludwig在170多年前的详尽研究,认为成年人的肝胆管系统分支可分为10级,3级在肝外,7级在肝内。每支终末胆管引流的肝组织。这是肝内胆管结构的基本观念。当前,胆道系统再也不能认为只是一条输胆的通道;而胆管细胞再也不能认为只是旁观者,实际上它积极参与各类肝胆疾病的发生与发展。大胆管和小胆管的胆管细胞并非是单一的,它们对损伤的应答反应有其各自的特点。这是20世纪后期对胆管细胞研究所取得的观念上突破。近年来对胆管细胞对胆汁生成的调节,胆管细胞的复杂的内分泌、旁分泌作用,胆管细胞与胆汁酸的相互作用,胆管细胞的免疫学行为,炎症介质及细胞因子的分泌与作用等均得到进一步的了解,21世纪正向形成胆道病学的方向迈进。腹腔镜外科通过胆道而进入外科领域,带来了一场十足的外科技术革命。当前医学模式向生物、社会、心理医学发展,充分显示它的活力。老一代的医学家开始时并不理解为了减少一个切口疤痕值得如此大动干戈吗? 实际上是在开始时忽略了这是外科微创化思潮下的一场深刻的技术革命,而这场革命只有在现在的信息革命时代才有可能实现。时至今日,胆道外科的Langenbuch时代已经过去,腹腔镜胆囊切除术已成为衡量胆囊疾病治疗的金标准,不单如此,腹腔镜手术亦冲击一切为了保存胆囊所提出的治疗方法的研究和实施。此种趋向,既有医生的导向,更多的是病人自己的选择。从生物学观点看来,开放手术只是多了不可避免的切口疤痕,但是从社会、心理学的观念,切口疤痕所造成的心理创伤却是永恒的。然而实践亦再证明,腹腔镜外科并不能改变传统外科的实质,而是成为外科治疗中可供选择的方法之一。在不同的时代,同样会有更多的可供选择的方法出现。历史依然在重演。

后Langenbuch时代的胆道外科中,胆石症仍然是胆道外科的永恒主题,在我国,胆管结石病的治疗始终是一个突出的问题。肝切除术在肝内胆管结治疗上的位置,自1958年提出肝叶切除术治疗肝内胆管结石后,数十年来此治疗方法已确立了其在胆道外科上的意义;采用以肝切除术为主的手术方法,总的长期优良效果为91.7%,并

且是经过国内多宗大系列病例报道的确定。当前,不同范围的肝切除术用于约50%的肝内胆管结石手术病例。肝内胆管结石病在减少,但尚不是消失中的疾病;当前,肝内胆管结石病临床表现亦有改变,但对此病在现代条件下的自然过程尚知之甚少。早期肝内胆管结石的系统性、选择性、规则性肝段切除术治疗的观念,在21世纪中将得到更多的验证。

肝内胆管结石并发肝胆管癌约占肝内胆管结石手术病例的1.5%或施行肝切除术病例的5%~10%,因而提起临床重视。非肝内结石的胆肠吻合术后胆管癌发生率明显升高,而胆肠吻合术亦加快实验动物的胆管癌变,特别是胆管空肠吻合术后。一连串的事实促使在新世纪重新审视胆肠吻合术的问题。

腹腔镜胆囊切除术已走过了它的学习曲线,但胆管损伤仍在继续发生,并且腹腔镜胆囊切除术胆管损伤多发生在肝门部的高位胆管,常合并血管损伤。肝门部胆管癌虽不常见,但占胆管癌的58%~75%,并且一直被认为难以医治的疾病。20世纪90年代曾兴起对肝门部胆管癌扩大根治性切除术,早期诊断、肝门部血管骨骼化切除、扩大肝叶切除等使手术切除率提高至50%或更高,手术死亡率降至5%以下,手术亦得到进一步定型化。然而,经过10多年来的实践,得出的结论是:通常的肝门部胆管癌手术能达到Ro级切除(根治性切除,切缘不留下癌细胞)者尚属少数,5年生存率低。更多的研究报道证明丙型肝炎病毒肝细胞外侵犯与胆管癌的发生相关。要提高肝门胆管癌切除后的长期生存率,只能扩大切除范围以增加手术的彻底性,似乎已是不可争辩的事实。因此,对肝门部胆管外科治疗的方向,当前仍然是如何安全地扩大手术切除范围。

肝移植时代的胆道外科已引起重视,因为在我国有更多的晚期的胆管疾病患者。在肝脏内,胆管细胞只占肝细胞总数的4%左右,但是无疑胆管细胞比肝细胞更娇贵!因为胆管是不可再生的。胆管疾病导致复发性胆管炎、胆管梗阻、肝纤维化、持续黄疸的晚期病象,我们将其总称为终末期胆病,以区别于由肝炎、肝硬化所致的肝细胞损伤的终末期肝病。终末期胆病一般是继发于良性胆道疾病(胆道恶性疾病不包括在内),常见的如弥漫性肝内胆管结石、胆管狭窄、原发性硬化性胆管炎、损伤性胆管狭窄后期、广泛的继发性胆管硬化症(如介入治疗引起胆管损毁)、弥漫性肝内胆管囊肿及感染等。以往对终末期胆病多半仍考虑手术治疗,因为医生和患者都别无选择,但往往结果事与愿违;而今,在肝移植时代,外科医生应该认识到防止胆道疾病走向终末期,和在终末期胆道病常规手术的作用与限度,使胆道疾病治疗结果得到改善。在终末期胆病观念的指导下,新世纪里胆道疾病的常规外科治疗,需要有认识更新的

必要。肝移植术是解决终末期胆病的最有效手段,但是胆道并发症又成为肝移植术中的致命弱点。在现时,胆道并发症仍然是肝移植术中的主要问题。对胆管血供深入研究可能成为研究的热点之一,因为胆管系统接受肝动脉单独供血。据认为肝移植术后有 35% ~50% 发生胆道并发症,如吻合口狭窄、胆瘘等,多是与胆管血供不良和肝动脉栓塞有关的缺血性损伤;又如腹腔镜胆囊切除术胆管损伤初期修复的失败者,多与伴同肝动脉伤有关;估计属于 Bismuth 分类型患者,伴同肝动脉损伤发生率达 60%,而胆管狭窄,70% 合并肝动脉伤。另外,关于胆管上皮对创伤的反应、免疫学反应特性等仍知之甚少,当前对肝移植术中胆道外科的研究,仍然局限于手术的技术方面。因此,对胆管系统的综合研究,应该在 21 世纪的胆道外科中占有重要位置。既然腹腔镜手术是现代对疾病治疗时可供选择的方法之一,选择的标准自然是以病人的利益为前提,而不是某种偏爱。腹腔镜胆囊切除术已回答初时有人认为是危险的发明的指责。毫无疑问,腹腔镜胆囊切除术普遍开展之后,胆管损伤、狭窄、胆瘘的病例数明显增加。估计胆管损伤率在 0.5% ~1.0% 之间。开放法胆囊切除术经过一个世纪的努力,胆管损伤率降低至 0.2% 左右。腹腔镜胆囊切除术胆管狭窄又带来一定的特点,成为当前外科中注意的热点。现在胆道外科已经不同于 Langenbuch 时代的胆道外科,外科手术已非治疗上的唯一选择。胆道因开口与肠道相通,而微创外科又偶然地选择胆囊切除作为突破口,所以当前胆道外科的重点已悄然转向胆管外科,可以预见现代的胆道外科将走向三管齐下(腹腔镜、内镜、传统手术),优劣互补的局面,此种改变亦向肝胆外科医生提出更新、更高的要求。腹腔镜外科是当前微创外科的一部分,而腹腔镜外科带来的外科微创化思潮,正从各个角度渗入至外科各个环节,手术时创伤小一点、手术后恢复快一点、治疗效果好一点,将是 21 世纪外科的追求。传统的手术设备经过革新,可以用于腹腔镜手术;同时,腹腔镜外科的一些设备发明,亦同样适用于开放性手术。外科微创化概念相信会成为 21 世纪外科的主流而显示其活力,当然某些争议亦是免不了的。

第二章　外科手术操作原则和技术要求

在外科手术操作过程中,必须遵守无菌、无瘤和微创等基本原则,应尽可能避免手术后的感染、肿瘤的播散或病人机体组织不必要的损伤,以利于病人术后康复,提高手术治疗的效果。

第一节　无菌原则微

生物普遍存在于人体和周围环境。一旦皮肤的完整性遇到破坏,微生物就会侵入体内并繁殖。为了避免手术后感染的发生,必须在术前和术中有针对性地采取一些预防措施,即无菌技术。它是外科手术操作的基本原则,由灭菌法、抗菌法和一定的操作规则及管理制度所组成。

灭菌(sterilization),又称消毒(disinfection),是指将传播媒介上所有微生物全部杀灭或消除,使之达到无菌处理。多用物理方法,有的化学品如环氧乙烷、甲醛、戊二醛等可以杀灭一切微生物,故也可用于灭菌。抗菌(antisepsis)则是指用化学方法杀灭存在的微生物或抑制其生长繁殖。

一、手术用品的无菌处理方法

(一) 物理灭菌法

包括热力、紫外线、放射线、超声波、高频电场、真空及微波灭菌等。医院常用的有热力和紫外线灭菌,其他方法均因可靠性差或对人体损害性大,不能得到广泛应用。紫外线灭菌主要用于室内空气消毒,因此本节只介绍热力灭菌。它包括干热灭菌及湿热灭菌,前者是通过使蛋白质氧化和近似炭化的形式杀灭细菌,包括火焰焚烧、高热空气。后者通过使蛋白质凝固来杀灭细菌,包括煮沸、流通蒸气和高压蒸气。

1.高压蒸气灭菌法

高压蒸气灭菌法是临床应用最普遍、效果可靠的灭菌方法。此法所用灭菌器的式

样有很多种,但其原理和基本结构相同,是由一个具有两层壁能耐高压的锅炉所构成,蒸气进入消毒室内,积聚而产生压力。蒸气的压力增高,温度也随之增高,当温度达121~126℃时,维持30分钟,即能杀死包括具有极强抵抗力的细菌芽孢在内的一切细菌,达到灭菌目的。

使用高压蒸气灭菌时应注意如下几点:(1)需要灭菌的各种包裹不应过大、过紧,一般应小于55cm×33cm×22cm;(2)包裹不应排得太密,以免妨碍蒸气的透入,影响灭菌效果;(3)易燃或易爆物品如碘仿、苯类等,禁用高压蒸气灭菌法;锐利器械如刀剪等不宜用此法灭菌,以免变钝;(4)瓶装液体灭菌时,要用玻璃纸或纱布包扎瓶口,用橡皮塞的,应插入针头排气;(5)要有专人负责,每次灭菌前都要检查安全阀的性能。

2. 煮沸灭菌法

可用于金属器械、玻璃及橡胶类物品,在水中煮沸100℃以后,维持15~20分钟,一般细菌可被杀灭。应用此法时应注意:(1)物品需全部浸入水中;(2)橡胶类和丝线应于水煮沸后放入,15分钟即可取出;(3)玻璃类物品用纱布包好,放入冷水中煮。如为注射器,应拔出针芯,用纱布包好针筒、针芯;灭菌时间从水煮沸后算起,如中途加入物品则应重新从水煮沸的时间算起。

(二)化学灭菌法

锐利器械、内镜和腹腔镜等不适于热力灭菌的器械,可用化学药液浸泡消毒。常用的化学消毒剂有下列几种:

1. 70%酒精

它能使细菌蛋白变性沉淀,常用于刀片、剪刀、缝针及显微器械的消毒。一般浸泡30分钟。酒精应每周过滤,并核对浓度一次。

2. 2%中性戊二醛水溶液

它可使蛋白质变性,浸泡时间为30分钟,用途与70%酒精相同。药液需每周更换一次。

3. 10%甲醛溶液

能干扰蛋白质代谢和DNA合成,浸泡时间为20~30分钟。适用于输尿管导管等树脂类,塑料类以及有机玻璃制品的消毒。

4. 1:1000苯扎溴铵(新洁尔灭)溶液

浸泡时间为30分钟,亦可用于刀片、剪刀、缝针的消毒,但效果不及戊二醛溶液,故目前常用于持物钳的浸泡。

5.1:1000 氯已定(洗必泰)溶液

浸泡时间为 30 分钟,抗菌作用较新洁尔灭强。

注意事项:(1) 浸泡前,器械应去油污;(2) 消毒物品应全部浸在消毒液内;(3) 有轴节的器械应把轴节张开;管、瓶类物品的内面亦应浸泡在消毒液内;(4) 如中途加入其他物品应重新计算浸泡时间;(5) 使用前应将物品内外的消毒液用灭菌生理盐水冲洗干净。

(三) 气体熏蒸灭菌

适用于室内空气及不能浸泡且不耐高热的器械和物品的消毒。如精密仪器、纤维内镜等。

手术室应用较多的是福尔马林熏蒸法,所用熏箱一般是由有机玻璃制成,分成2~3层、每层通过孔洞相通。在最底格放一器皿,内盛高锰酸钾和40%甲醛,需消毒的物品放在上面各层。福尔马林的用量按熏箱体积计算,一船用量为 $40 \sim 80ml/m^3$,加入的高锰酸钾(g)与福尔马林的用量(ml)比为1:2。此法可消毒丝线、内镜线缆、手术电凝器等,熏蒸 1 小时即可达到消毒目的。

二、灭菌的监测

由于灭菌效果受多种因素的影响,所以在处理时必须加以监测。目前常用的方法有:

(一) 仪表监测

即依靠灭菌设备上的有关仪表,如温度计、压力计等进行控制,并通过自动记录仪记录备查。

(二) 化学指示剂

利用化学物质特征性的颜色或其他反应指示作用因子的强度和时间。

(三) 生物指示剂

直接用细菌的存亡来证明是否达到灭菌的要求。

(四) 程序监测

根据灭菌处理的程序做回顾性或前瞻性监测。

手术室工作中使用较多的是化学监测法,近年来化学指示剂的发展较快,既可指示作用的强度又可指示作用的时间,已广泛用于高压蒸气、环氧乙烷和甲醛熏蒸灭菌。有贴于包外的化学指示胶带或胶签,用于表示该物是否经过灭菌处理;也有放于包内

中央的指示卡(管),用于表明包内物品是否达到灭菌要求。

三、无菌物品的保存

(1)设无菌物品室专放无菌物品,所有物品均应注明消毒灭菌日期、名称以及执行者的姓名。

(2)高压灭菌的物品有效期为 7 天,过期后需重新消毒才能使用。

(3)煮沸消毒和化学消毒有效期为 12 小时,超过有效期限后,必须重新消毒。

(4)已打开的消毒物品只限 24 小时内存放手术间使用。

(5)无菌敷料室应每日擦拭框架和地面 1~2 次,每日紫外线灯照射 1~2 次。

(6)无菌敷料室应专人负责,做到三定:定物、定位、定量。

(7)对特殊感染病人污染的敷料器械应作两次消毒后再放回无菌室。

手术室中的器械经消毒灭菌后还应注意防止再污染。运送灭菌后的手术包、敷料包等,不论从供应室领取或是手术室内周转,均应使用经消毒的推车或托盘,决不可与污染物品混放或混用。手术室内保存的灭菌器材,应双层包装,以防开包时不慎污染。小件器材应包装后进行灭菌处理,连同包装储存。存放无菌器材的房间,应干燥无尘,设通风或紫外线消毒装置,尽量减少人员的出入,并定期进行清洁和消毒处理。

四、手术室管理的基本要求

1. 个人卫生和健康

手术室工作人员应严格讲究卫生。手指甲应剪短,有呼吸道疾病、开放伤口、眼鼻喉部感染者,均不宜进入手术室。

2. 手术室制度

(1)工作人员进入手术室制度:严格遵守无菌原则,穿手术室备好的衣、裤、鞋,戴口罩、帽子,保持清洁安静。禁止吸烟或大声喧哗。有呼吸道感染及化脓性病灶者原则上不进入手术室。加强工作计划性,减少出入手术室的次数。

(2)手术室参观制度:参观人员应穿手术室准备的衣、裤、鞋,戴口罩、帽子。每间手术室参观人员不超过 3 人。参观时严格遵守无菌规则,站在指定的地点。参观者不得距手术台太近或站立过高,不得随意走动。参观感染手术后不得再到其他手术间参观。

(3)消毒隔离制度:每次手术后彻底清扫洗刷,清除污染敷料和杂物,紫外线灯照射消毒,接台手术需照射 30 分钟后才可再次施行手术。所用物品、器械、敷料、无菌物品应每周消毒一次。打开的无菌物品及器械保留 24 小时后应重新消毒灭菌。氧气管、各种导管、引流装置等用后浸泡在消毒液内消毒，并每天更换消毒液一次，定期作细菌培养。无菌手术间与有菌手术间相对固定，无条件固定者，应先施行无菌手术，后施行污染或感染手术。

（4）手术室空气消毒：手术室内空气应定期消毒，通常采用乳酸消毒法。100m³空间可用80%乳酸12ml倒入锅内，置于三脚架上，架下酒精灯加热，待蒸发完后将火熄灭，紧闭30分钟后打开门窗通风。

五、手术进行中的无菌原则

在手术过程中，虽然器械和物品都已灭菌、消毒，手术人员也已洗手、消毒，穿戴无菌手术衣和手套，手术区又已消毒和铺无菌布单，为手术提供了一个无菌操作环境。但是，还需要一定的无菌操作规则来保证已灭菌和消毒的物品或手术区域免受污染，手术进行中的无菌原则包括：

①手术人员穿无菌手术衣后应避免受到污染，手术衣的无菌范围是腋前线颈部以下至腰部及手部至肘关节以上5cm。手术台边缘以下的布单均属有菌区域，不可用手接触。

②手术人员及参观人员尽量减少在手术室内走动。

③非洗手人员不可接触已消毒灭菌的物品。

④洗手人员面对面，面向消毒的手术区域，只能接触已消毒的物品。

⑤如怀疑消毒物品受到污染应重新消毒后再使用。

⑥无菌布单如已被浸湿，应及时更换或盖上新的布单，否则可将细菌从有菌区域带到消毒物的表面。

⑦不可在手术人员的背后传递器械及手术用品。

⑧如手套破损或接触到有菌的地方，应另换无菌手套。前臂或肘部碰触有菌地方，应更换无菌手术衣或加套无菌袖套，污染范围极小的也可贴上无菌胶膜。

⑨在手术过程中，同侧手术人员如需调换位置时，应先退后一步，转过身，背对背地转到另一位置。

⑩做皮肤切口及缝合皮肤之前，需用70%酒精或2.5%～3%的碘酊涂擦消毒皮肤一次。切开空腔脏器之前，应先用纱布垫保护周围组织，以防止或减少污染。

第二节　无瘤原则

1890 年,Halsted 创立乳腺癌根治术,首次阐述了肿瘤外科手术的基本原则,即不切割原则和整块切除原则。20 世纪 60 年代以后,以防止复发为目的的无瘤原则逐渐得到重视。无瘤原则是指应用各种措施防止手术操作过程中离散的癌细胞直接种植或播散。不恰当的外科操作可以导致癌细胞的医源性播散,因此,肿瘤外科必须遵循无瘤原则。

一、侵袭性诊疗操作中的无瘤原则

(一) 选择合适的操作方法

肿瘤的播散途径及形式各不相同,应根据肿瘤的类型、大小以及生物学特性等选择合适的操作方法。穿刺活检(needle biopsy)即借助穿刺针刺入瘤体,抽吸组织细胞进行病理学检查。穿刺活检有导致针道转移的可能,因此,经皮内脏肿瘤穿刺应慎用,特别是对血供丰富的软组织肉瘤不宜采用穿刺活检。切取活检(incisional biopsy)是指切除部分肿瘤活检,有可能导致肿瘤播散,应慎用。切除活检(excisional biopsy)即将肿瘤完整切除后活检。因不切入肿瘤,故可减少肿瘤的播散,是一般肿瘤活检的首选方式。体积小位于皮下、黏膜下、乳腺、淋巴结等处的肿瘤,宜行切除活检。无论何种操作方法,均应操作轻柔,避免机械挤压。

(二)活检术的分离范围和切除范围

在解剖分离组织时,尽量缩小范围,注意手术分离的平面及间隔,以免癌细胞扩展到根治术切除的范围以外或因手术造成新的间隔促进播散。在切除病变时,应尽量完整,皮肤或黏膜肿瘤的活检应包括肿瘤边缘部分的正常组织,乳头状瘤和息肉的活检应包括基底部分。

(三)活检操作时注意事项

活检操作时必须严密止血,避免血肿形成,因局部血肿常可造成肿瘤细胞的播散,亦造成以后手术的困难。对肢体的癌瘤应在止血带阻断血流的情况下进行活检。

(四) 活检术与根治术的衔接

活检术的切口应设计在以后的根治性手术能将其完整切除的范围内;穿刺活捡的

针道或瘢痕也必须注意要在以后手术时能一并切除。活检术与根治术时间间隔衔接得愈近愈好,最好是在有冰冻切片的条件下进行,因为冰冻切片可在 1 小时左右便可获得诊断,有助于决定是否进一步手术。

二、手术进行过程中的无瘤原则

(一) 不接触的隔离技术(no – touch isolation technique)

活检后应更换所有的消毒巾、敷料、手套和器械,然后再行根治手术;切口充分,便于显露和操作;用纱垫保护切口边缘、创面和正常脏器;对伴有溃疡的癌瘤,表面应覆以塑料薄膜;手术中术者的手套不直接接触肿瘤;手术中遇到肿瘤破裂,需彻底吸除干净,用纱布垫紧密遮盖或包裹,并更换手套和手术器械;若不慎切入肿瘤,应用电凝烧灼切面,隔离手术野,并扩大切除范围;肠袢切开之前,应先用纱布条结扎肿瘤远、近端肠管。

(二) 严格遵循不切割原则和整块切除的根治原则

禁止将肿瘤分块切除,切线应与瘤边界有一定的距离,正常组织切缘距肿瘤边缘一般不少于 3cm。肌纤维肉瘤切除时要求将受累肌群从肌肉起点至肌肉止点处完整切除。

(三) 手术操作顺序

①探查由远至近:对内脏肿瘤探查应从远隔部位的器官组织开始,最后探查肿瘤及其转移灶,手术操作应从肿瘤的四周向中央解剖。

②先结扎肿瘤的出、入血管,再分离肿瘤周围组织:手术中的牵拉、挤压或分离等操作都有可能使肿瘤细胞进入血液循环,导致肿瘤细胞的血行播散,因此,显露肿瘤后应尽早结扎肿瘤的出、入血管,然后再进行手术操作,可减少癌细胞血行播散的机会。

③先处理远处淋巴结,再处理邻近淋巴结,减少癌细胞因手术挤压沿淋巴管向更远的淋巴结转移。

(四) 尽量锐性分离,少用钝性分离

钝性分离清扫彻底性差,且因挤压易引起肿瘤播散,应避免或少用,尽量使用刀、剪等锐性分离。另外,手术时采用电刀切割,不仅可以减少出血,而且可以使小血管及淋巴管被封闭,且高频电刀有杀灭癌细胞的功能,因而可以减少血道播散及局部种植。

(五) 术中化疗药等的应用

术中可定时用氟尿嘧啶、顺铂等抗癌药物,冲洗创面和手术器械;标本切除后,胸

腹腔用蒸馏水冲洗;术毕可用2%氮芥溶液冲洗创面,减少局部复发的机会。有报道表明,0.5%甲醛可有效地控制宫颈癌的局部复发。肠吻合之前应用氯化汞或5－FU冲洗两端肠腔,可使结肠癌的局部复发率由10%降低到2%。

三、微创原则

手术是外科治疗疾病的主要手段,其目的是为了纠正机体病理状态,使之转变或接近为生理状态。它一方面能去除病症,另一方面也是一种创伤,给病人带来痛苦。因此,外科治疗的最高目标应该是在对病人正常生理的最小干扰下,以最小的创伤为病人解除痛苦,去除疾病。要很好地做到这一点并不是一件容易的事,外科医生除了应对病人整体状况仔细评估、对所治疗疾病深刻了解、对局部解剖熟悉外,在手术操作过程中,遵循微创原则也是至关重要的。手术操作不当是影响创伤愈合的主要因素之一。手术中大量不必要的分离解剖,粗暴的组织牵拉离断,止血不彻底,感染病灶对正常组织的污染,不恰当缝合材料的使用,破坏局部血液供应,大块组织的压榨坏死,张力过高,留有异物,引流不当等,轻者可延长创伤愈合时间,重者可导致并发症甚至死亡。

微创原则指手术操作过程中对组织轻柔爱护,最大限度的保存器官组织及其功能,促进伤口的愈合。事实上微创原则贯穿于手术操作的整个过程中,包括:严格的无菌操作,对组织轻柔爱护,准确彻底迅速止血,减少失血,仔细解剖避免组织器官不必要的损伤,用细线结扎组织,以及手术切口尽可能沿体表的皮纹走向,适应局部解剖和生理特点,使切口尽可能少的影响局部的功能和美观等。

（一）选择适当的手术切口

不同类型的切口选择会影响创口的愈合。手术切口的选择应能充分显露手术野,便于手术操作,在切开时减少组织损伤,尽可能按 Langer 线的分布切开皮肤,以便于切口的愈合,最大限度的恢复功能和外观。一般腹部横行切口的愈合并发症要少于直切口,清洁切口愈合好于污染切口。腹部无论何种切口,均应尽量避免切断腹壁胸神经,以免腹肌萎缩。在保证能较好完成手术治疗的前提下,可适当缩小切口。

（二）精细分离组织

手术分离,分为钝性分离和锐性分离。锐性分离利用刀刃和剪刀的切割作用,能将致密的组织切开,切缘整齐,其边缘组织细胞损伤较少。钝性分离使用血管钳、刀柄、手指和剥离子等,通过推离作用,能分开比较疏松的组织。但如操作粗暴,钝性分离往往残留许多失活的组织细胞,损伤较大,手术过程中,了解两种分离方法各自的特点,加上对局部解剖和病变性质的熟悉,就能正确运用,取得良好的效果。另外,解剖分离时尽量在解剖结构间固有的组织间隙或疏松结缔组织层内进行,这样比较容易,且对组织损伤较少。同时还应尽可能避免打开不必要的组织层面。分离解剖神经、血管时,应使用无齿镊或无损伤血管钳,避免使用压榨性钳或有齿镊,以防损伤神经和血管。手术显露过程中要轻柔,避免使用暴力或粗鲁的动作牵拉压迫,导致组织挫伤、失活。

（三）严密地保护切口

手术中避免术后切口感染最有效方法的是保护切口,防止污染。除了遵循无菌原则外,打开切口后,用大的盐水纱布保护切口两缘及暴露的皮肤,对避免腹腔内感染病灶污染切口,有一定的帮助。关闭切口前,用等渗生理盐水冲洗掉其中的细菌、脂肪碎片、血凝块等,也是预防感染的重要手段。

（四）迅速彻底止血

术中迅速彻底止血,能减少失血量,保持手术野清晰,还可减少手术后出血并发症的发生。不彻底的止血和异物残留是切口感染的重要原因。创口局部积聚的血液、血清,是细菌良好的培养基,伤口中残留异物显然将导致创口的延期愈合。另外,结扎残端亦是一种异物。因此,在可能的情况下,结扎的线越细,结扎的组织越少,由此产生的异物就越小,就越有利于创口的愈合。

（五）分层缝合组织

创口缝合的时候,应按解剖结构逐层缝合,避免脂肪或肌肉夹在中间,影响愈合。缝合后不能留有无效腔,否则血液或体液积聚在里面,有利于细菌生长,导致切口感染。此外,皮肤缝合时两边要对合整齐,打结时应避免过紧,防止造成组织坏死。

（六）不可盲目扩大手术范围

能够用简单手术治愈的疾病,不可采用复杂的手术治疗;能用小手术治好的疾病,不可作大范围的手术。

总之,微创是外科操作的基本要求,也是手术治疗的重要原则。初学者一开始就应养成爱护组织的良好习惯。近年来,随着外科医生对微创重要性的认识逐渐加深及现代影像系统的发展,出现了以腹腔镜（laparoscopy）技术为代表的微创外科技术（minimally invasive surgery）,使外科手术进入了一个崭新的领域。

四、技术操作要求

对每一项技术操作,要求术者要做到稳、准、轻、快、细。

（一）稳

要求术者进行手术操作时,一是情绪上要稳定,不管在什么情况下,都要保持沉着、冷静,胸有成竹,且忌忙乱无序。二是动作要稳妥,每一个手术步骤都要扎扎实实,稳妥有序,由浅至深,循序渐进。

（二）准

手术操作中的每一个动作,包括切开、分离、止血、结扎、缝合,都要做到准确无误,特别是处理血管、神经、肌腱时尤其如此,防止反复多次的重复动作,尽量做到动作一步到位,一次完成。

（三）轻

操作动作轻柔,切忌动作粗暴,用力过猛。对纤细的重要组织,更要讲究手法轻巧,用力适度。

（四）快

为了缩短手术暴露时间及麻醉状态下所造成的危险,应尽量加快手术速度。要求术者思维敏捷,动作熟练。台下要多进行基本功的训练,台上各个参加手术人员密切配合,明确分工,各司其职,各负其责。

（五）细

要求手术操作仔细,解剖清晰,止血彻底,防止操作粗糙,避免误伤其他正常组织。操作仔细与否往往直接影响手术的质量。

总之,稳、准、轻、快、细是相互联系、相互依赖的,没有稳、准,就谈不上轻、快细;没有轻、快、细,就不能保证手术质量。要想保证高质量的手术,稳、准、轻、快、细缺一不可。

第三节 换药技能操作规范

一、准备

（一）洗手

穿工作服、戴帽子、口罩、修剪指甲后,用肥皂、清水按六步洗手法洗手。

（二）伤口情况了解

是无菌缝合伤口,还是感染伤口,是一般感染还是特异感染,伤口的部位、大小、深浅,需要什么引流物、药物、器械。

（三）敷料及器械准备（换药包）

换药包内容:换药碗、有齿镊、无齿镊、纱布。

另外准备物品:剪刀、盐水棉球、0.5%碘附、棉球、引流条等。

（四）持物钳的使用

持物钳始终保持下端向下,待消毒液滴尽后再取物。

（五）换药器械及敷料放置

先后有别:先用后取、后用先取;先干后湿、干湿分开;无菌、有菌分开。

（六）换药器具在病床前的放置

安置好病人体位,换药车上放置换药包。

（七）伤口的显露

更换敷料应事先作好充分准备,动作迅速敏捷,以免伤口暴露时间太长,增加污染机会。

（八）外层伤口敷料（无菌、污染、感染伤口）移除

撕胶布原则:由外向里,粘着毛发者可用剪刀剪,用松节油或乙醚浸润后揭。创口敷料清洁者可用手移除,污染、感染者应另用镊子移除。

二、消毒

（一）换药器械的正确使用

换药所需物品均用无菌持物钳放于无菌碗内,从碗内已取出的物品不能再放回。

（二）两把换药镊的功能

左手执有齿镊,用以从无菌换药碗取物品递给右手镊子,右手执无齿镊接触伤口。左手镊子不能碰及右手镊子,更不能接触创面及一切污物,右手镊子不能直接到换药碗内取物品。

（三）消毒液的选择

消毒一般用0.5%碘附。

（四）消毒顺序及范围（部位、无菌伤口、污染伤口、化脓伤口有何不同）

无菌伤口先用碘附棉球沿创缘环形消毒，消毒范围约距创缘 5～8cm 区域；感染创面则应从距创缘 8～10cm 处环形向里擦洗至创缘。

三、更换敷料

（一）内层敷料的取除

取除最里层敷料要轻、慢，揭起时应沿伤口长轴方向。敷料若粘贴于创面，应先用生理盐水或过氧化氢将纱布浸透，再由已分离处轻轻揭起，疼痛敏感处伤口可先用 1%～2% 普鲁卡因溶液润湿几分钟后再揭。粘贴在手指创口上的纱布，必要时可将手指浸入温盐水或普鲁卡因溶液，使敷料自动脱落。

（二）伤口检查、清洗、引流物等的处理

伤口检查：周围组织情况，分泌物性质，脓液的稠度、颜色、气味、量的多少。放的什么引流物，引流是否通畅。创面肉芽组织情况。

创面清洗：创面多用生理盐水或 0.5% 碘附棉球轻揉擦洗，然后用凡士林纱布敷料覆盖或放置适当引流物。严重感染或特异性感染伤口可用 3% 过氧化氢擦洗。

引流物的处理：引流物取出时间，须根据引流液体量的多少决定。引流物取出后，必要或可能时须作细菌培养。皮片引流一般手术后 1～2 天拔除，皮管引流视引流情况而定。腹腔内烟卷引流须自手术后 24～48h 起，于更换敷料时逐日转动一次，以松动周围的粘连，并可拉出一部分（2～3cm），将其剪短。

（三）敷料、引流物的适当选择

1. 凡士林纱布引流条

多用于清洁创面，以保护新鲜肉芽及上皮细胞生长，化脓严重或渗出较多的伤口不宜应用。

2. 纱布引流条

多用湿盐水纱布引流条，易于吸脓。此外，还可用碘仿纱条杀菌，吸收创面渗液；用鱼肝油纱条促进肉芽生长；严重感染可用相应抗生素液纱条。

3. 橡皮片引流条

用前先用无菌水冲洗，多放在深细而分泌物较多的伤口及手术后易渗血的伤口。

4. 烟卷引流

多用于切口小而深的脓肿或腹腔内。

5. 橡皮管引流

刺激性大,非必要时不宜使用,优点是可以便于灌洗。

(四)外层敷料覆盖、粘贴、固定、包扎

外层覆盖以干无菌纱布。胶布条粘贴方向应与皮纹平行,阴茎、四肢等部位应螺旋粘贴,皮肤有油垢时应先擦净涂安息酸酊再贴。特殊部位须加用绷带、三角巾、丁字带,胸腹带或石膏绷带包扎、固定。

四、污染、化脓敷料、器械处理方法

(一)各种敷料的处理

更换下来的敷料应集中放于碗内,倒入医疗废物桶,集中于焚化炉内燃烧。特殊感染伤口换下的敷料应全部烧毁。

(二)各类器械的处理

各类器械、碗、盘等冲洗干净后待重新消毒。特殊感染应用的器械应作特殊处理。

第四节　拆线技能操作规范

一、准备

(一)洗手

同换药。

(二)伤口情况了解

评定伤口类、级。

(三)器材及敷料准备

备拆线包:无菌碗、有及无齿镊、线剪。敷料:纱布、棉球。

(四)持物钳使用

同换药。

(五)拆线包在病床前的放置

(六)伤口显露、敷料取除

同换药。

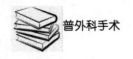
二、具体操作

（一）内层敷料取除

同换药。

（二）伤口情况检查

有无针眼反应,是否感染、化脓,有无延迟愈合。

（三）消毒液的选择与使用

同换药。

（四）两把镊子的使用

同换药。

（五）缝线头端的牵引方向

沿垂直向内方向抽出。

（六）剪线方法(单纯缝合、褥式缝合)

原则是不可使皮外部分缝线再从伤口内通过。

单纯缝合:0.5%碘附消毒后,左手持镊子轻提线尾,剪刀插入缝线下,轻压线结侧皮肤,露出原来埋在皮下部分,剪断。

褥式缝合:剪两次

（七）抽线方法

与伤口垂直,向切口内侧,不可使皮肤外部缝线从伤口内通过。

（八）皮肤对合不良,局部血肿或积液,缝线反应及感染等情况的处理

①皮肤对合不良:拆线后可能裂开,可以蝶形胶布拉拢。

②局部血肿或积液:拆线、扩开、清洗、清除异物(缝线),以蝶形胶布拉拢。

③缝线反应:仅有针眼发红,涂碘附即可,较小针眼脓疱可先以无菌干棉球压出脓液后涂碘附。注意抽线要从患侧抽。

④伤口感染、化脓:拆线、扩开、清洗、清除线头、凡士林纱布填塞或置引流。

（九）伤口覆盖、固定包孔

同换药。

三、拆线后敷料及器械的处理

同换药。

第三章　普外科基础手术技术

第一节　组织切片技术

组织切片技术是研究生物组织或细胞形态和结构的重要技术,对于促进细胞生物学和遗传学等研究的发展起着重要作用。最早的制片技术是徒手切片技术,以后发展了利用石蜡进行包埋和切片的制片技术,即石蜡切片技术,该技术由于成本低,操作简单,目前仍在应用,该技术被越来越多的研究工作者应用于发育学、植物细胞学、胚胎学、解剖学等研究领域。

皮肤切开的基本原则:①充分显露,减少损伤,适宜切口,利于重建。②切口应选择在病变附近。③尽量与该部位血管和神经路径平行,组织损伤少。④愈合后不影响生理功能。⑤经过的组织层次尽量少,有利于缝合。⑥皮肤切开的要求。⑦切口大小以方便手术为原则。⑧切开时要用力适当,方向要精确。⑨力求一次完成。⑩遵循解剖学层次。

一、组织切片技术原理

(一) 原理

组织切片技术是研究组织形态学最常用的一项基本技术,在制作胚胎或组织切片时,由于细胞或组织是柔软的或局部的软硬不均,这样制作厚薄均匀的切片很困难。为了能清晰地观察到组织结构及细胞形态,必须先经过一系列步骤将组织内渗入某些支持物质,使组织变硬然后利用切片机将组织切成薄片。根据所用支持剂的种类不同,主要分为石蜡切片、冰冻切片、振动切片、火棉胶切片、塑料切片、碳蜡切片等。

(二) 分类

1. 石蜡切片

该技术是最重要、最常用的组织切片技术之一,起始于 18 世纪。此法是用石蜡作为包埋剂,将材料经过固定、脱水、透明后包埋在石蜡中,然后连同石蜡用切片机一同

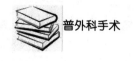

进行切片。石蜡切片的主要优点是不仅可以把材料制成薄的切片,而且还能制成连续切片,这是其他制片技术难以做到的。它的缺点是操作步骤比较复杂,而且材料在脱水、透明过程中会收缩、变硬、变脆,以致不易切片[1]。

2. 冰冻切片

冰冻切片是利用干冰或液氮等速冻剂使组织迅速冷冻硬化,将组织在冷冻状态下直接用切片机切片的一项技术。它实际上是以水为包埋剂,将组织进行冰冻至坚硬后切片的。由于此法不需要经过各级乙醇的脱水、二甲苯的透明和浸蜡等步骤,因而较适合子脂肪、神经组织和一些组织化学的制片,并作为快速切片的方法应用在临床诊断冰冻切片是酶组织化学和免疫组织化学染色中最常用的一种切片方法。此种切片的优点是能较好地保存组织的 RNA 稳定性、较完好地保存细胞膜表面和细胞内多种酶活性以及抗原的免疫活性,缺点是需要较高的设备要求;切片较厚,导致组织结构显示欠佳;通常不能进行连续切片。其主要操作技术和方法与石蜡切片过程和类似。

3. 振动切片

是用振动切片机把新鲜的组织切成厚 20~100pm 的切片。此类切片的优缺点类似于冰冻切片。通常在切片后进行免疫染色然后再进行电镜切片,以此来弥补结构显示不清的不足。振动切片机主要用于新鲜或经过固定的动、植物标本的制片,切片时组织标本不需冰冻或包埋。因此.样品片既避免了冰晶破坏,又能保持其活性和细胞良好形态为免疫细胞化学研究以及脊髓和脑薄片的神经生物学研究提供了良好条件。振动式切片机可以对不同的材料进行切片,在应用范围上补充了使用传统切片机的不足,是当代电镜、解剖、组胚、生理、医院化工等实验系统最理想的快速制样切片仪器。

4. 火棉胶切片

是以火棉胶为包埋剂浸入包埋组织。优点是可以切较硬的组织,缺点是操作比较麻烦费时,切片较厚,不能连续切片。

5. 塑料切片

用于硬度大的组织标本的包埋。由于塑料包埋组织细胞收缩程度小,切片薄,有利于组织细胞细微结构的观察,加之新型塑料包埋剂的出现和聚合方法的改进使塑料包埋技术得到了更为广泛的应用。塑料包埋使用的包埋剂是各种树脂,未聚合的树脂为勤稠的液体.通过标本组织块的没润,树脂可渗透到组织间隙中。自发或在催化剂和加速剂的作用下,发生分子回的连接形成支架,支撑组织细胞结构,聚合完成后形成固体硬块。其优点是可以切出薄至 0.5~2nm 的切片,适用于同时作光镜和电镜检测。缺点是处理程序繁多,抗原活性易丢失。

6.碳蜡切片

以碳蜡为包埋剂,优点是组织固定水洗后不需脱水透明,可以直接浸碳蜡包埋,切片方法于石蜡切片相同,缺点是夏季温度较高时切片困难。

(三) 制备方法

以石蜡切片为例,介绍切片标本的制备方法。

1.取材

根据科研和教学目的选择新鲜材料,然后进行适当的切取、分割。样品块要尽量小,以便于下一步固定。

2.固定

将选取的新鲜材料立即投入到固定液中,迅速杀死细胞以保持组织及细胞的原有结构。一般固定液的最少用量为所固定材料总体积的 20 倍。固定液的选择视材料的性质及制片的目的而定,一般要求尽快杀死并固定细胞和组织。石蜡切片常用的固定液有 FAA 固定液、卡诺固定液,此外,还有多聚甲醛、戊二醛、乙醇、乙酸等。

3.洗涤

材料固定后,用洗涤剂将材料中的固定液洗掉,以便进行切片的染色或制片,常用的洗涤剂有水或乙醇。

4.脱水

因为固定和洗涤后的材料含有大量的水分,而水和透明剂、包埋剂(石蜡)不相容,所以必须经过脱水逐步、彻底除去材料中的水分,才能进行透明和包埋。常用的脱水剂是乙醇,另外还有乙醇、正丁醇、丙酮、环氧丙烷等。脱水过程应由低浓度到高浓度逐级进行,不可太快。否则会使细胞收缩或材料损坏。

5.透明

透明是脱水与浸蜡、脱水与封藏之间的桥梁。材料经脱水后,组织内部已没有水分,但脱水剂不能与石蜡相溶,致使石蜡不能进入细胞与组织。因此,需要一种既能与脱水剂混合又能与包埋刘石蜡相混合的溶剂来处理。透明在制片中很重要。如果组织不透明,表明脱水不彻底,必须重新返工,但返工效果往往不好,常用的透明剂有二甲苯、氯仿、水杨酸甲酯等。

6.浸蜡

浸蜡是将石蜡包埋剂慢慢溶于浸有材料的透明剂中,溶解在透明剂中的石蜡逐渐渗入到材料的组织细胞中,最后使透明剂被石蜡取代。进入组织细胞中的石蜡,在熔点以下很快凝固成固体,凝固后的石蜡起支撑作用,使切片后的细胞组织固定在原位。

7. 包埋

将透蜡的组织连同熔化的石蜡,一起倒入包埋盒内,然后包埋盒底部接触冷水中,使其立刻降温凝固成蜡块。操作过程:包埋时,将纸盒放在已经加热的温台上,从温箱中取出盛放纯石蜡的蜡杯,倒入包埋用的纸盒中,取出存放材料的蜡杯,迅速轻轻地用镊子夹取材料平放于纸盒底部(注意切面朝下放置),再用温镊子轻轻拨动材料,使之排列整齐。待石蜡完全凝固(约30min)后即可取出备用。

8. 切片

已包埋好的石蜡材料,在进行切片之前需先进行修快、固着。修块:切片前需修整蜡块,即将包埋好的一大块蜡块切开,使每一小块都含有一块组织,从切面看组织周围的石蜡相等。固着:将修好的蜡块粘在大小适宜的样品台上,以便于固定在切片机上。切片:一手持毛笔,一手转动切片机,切片的蜡片连成一长条蜡带。切下的蜡带放在干净黑纸上。切片操作时应注意随时关好停刀轧,不能对着蜡带讲话以免吹散蜡带;切片完毕,将刀取下擦净。涂上润滑油,放人盒内保存。

9. 粘片、展片

通过粘贴剂把合格蜡带贴在载玻片上,在贴的同时,借助水的张力使蜡带完全伸展、平贴在载玻片上,粘片和展片是在载玻片上同时完成的步骤。常用的粘贴剂有蛋白粘贴剂和明胶甘油粘贴剂两种

10. 脱蜡、透明

在染色之前,需要用脱蜡剂溶去组织和细胞的石蜡,进一步清洗脱掉的石蜡,使细胞、组织透明清晰,用于脱蜡和透明的试剂是二甲苯。

11. 染色

为了使植物组织和细胞各部分显像清楚,必须进行染色。运用不同的染色方法和选用不同的染色剂,使组织或细胞某一部分染上颜色,另一部分不染上颜色成为背景;或将不同部分染成不同的颜色,可使组织细胞在光学显微镜中显像清晰,便于观察。

12. 封片

切片染色后用胶类物质将其封固,以利于长期保存。

二、临床应用

石蜡切片虽然是经典的方法但随着新的仪器和研究技术的不断问世,出现了与其他新的技术方法相结合,从而开辟了许多新领域,增加了许多新的研究、观察内容,使组织学的观察研究从简单的形态结构深入到各种成分的定性观察,定量计测,使细胞

组织的形态、功能及代谢三结合,从而达到定性可靠、定位准确及定量可测,最终阐述了生命活动的最基本规律。

（一）三维重建

重建技术在阐明生物体组织结构与生理功能之间的关系以及在形态学、比较解剖学、细胞化学定位等领域的研究中有着重要的意义。早在 1958 年,Sjostrand 就论证了这种方法的可行性和可靠性,是最早报道利用组织切片进行骨二维重建的学者,随后 LUCZ 也用同样的方法进行了尝试,但是,由于当时的切片技术和计算机技术都较落后,故效果不尽如人意。直到 2000 年 Mason 再次用同样的方法进行了三维重建。随着计算机技术的不断发展,这项技术在国际上正在继续进行广泛深入的研究,在国内也引起了广泛的研究兴趣,例如对血管大鼠松质骨、中国虚拟人行切片后三维重建,同时也对方法进行了很多研究。特别是目前正在研究的"中国虚拟人 1 号",表明我国是继美、韩之后世界上第三个用人体切片合成虚拟人的国家。

（二）免疫组化

组织制片技术与免疫学技术结合构成免疫组织化学技术,利用抗原与抗体的特异性结合原理,检测组织切片中细胞组织的多肽及蛋白质等大分子物质的定性和定位观察研究。冰冻切片手续简便,制片过程中抗原活性丢失少,但组织细胞形态较差;石蜡切片步骤繁多。一般石蜡包埋的组织切片用于检测胞质或核内的抗原,不宜做表面抗原染色,乙醇、丙酮等固定剂对抗原破坏较轻,但结构保存较差。

（三）原位杂交

随着分子生物学的发展,在 Southern blot, Northern blot 等分子杂交技术基础上建立了原位杂交技术。原位杂交技术具有高度的准确性和敏感性,它能在细胞甚至亚细胞的水平上定位特异性核酸分子序列。因而,这一技术是目前研究分子细胞生物学、发育学等方面的重要手段。例如,在心肌石蜡切片中检测克山病（KSD）RNA,在乳腺癌石蜡切片中检测 ER mRNA, PR mRNA,在骨组织石蜡切片中检测整合素 R 1 – mRNA,在肝组织中检测丙型肝炎病毒 RNA。

（四）原位 PCR

原位 PCR 技术是直接在细胞或组织标本上原位扩增目的 DNA 或 RNA 片断,并在原位检测其扩增产物的技术,它兼有 PCR 的敏感性和原位杂交的特异性。

（五）组织芯片

组织芯片是将成百上千的小组织整齐排列在某一载件上从而组成的微缩组织切

片。该技术利用并行化处理原则、微量化检测的优点,结合分子生物学和形态学原理,具有经济、简便快捷、信息量大的特点,能够在 DNA,RNA 和蛋白质水平检测基因表达。

(六)检测凋亡

检测凋亡的方法很多,形态学观察是判断细胞凋亡的基本方法。可用于体内外细胞凋亡的研究,既可用于组织切片的原位检测,也可对培养细胞通过细胞涂片或切片的检测,特别是在常规石蜡组织切片中,可对凋亡细胞进行原位检测,监测某一或某些处理因素引起体内组织细胞凋亡的动态变化。

(七)石蜡包埋组织流式细胞仪 DNA 含量分析

石蜡包埋组织切片与流式细胞术结合使用来测量 DNA 含量及倍体分析。由于制备样品技术的原因,过去许多流式分析资料仅限于采用鲜组织标本,Hedley 等 1983 年首先报道了 FCM 分析石蜡包埋组织切片制备分散细胞悬液技术来进行 DNA 含量的检测,从组织切片中能获得足够数量的单个细胞,且与新鲜组织分离获得的单个细胞在形态及 DNA 含量组方图上均极为相似,目前国内也在逐步开展这方面的研究。

第二节　组织分离技术

一、锐性分离

用锐利的刀或剪在直视下作细致的切割与剪开。

常用于较致密的组织,如腱膜、鞘膜和瘢痕组织等的剥离。对组织损伤较少,宜在直视下进行,动作应精细准确。

(一) 用刀分离法

刀刃宜锋利,刀刃应与所需切开的组织或组织间隙垂直,每次只切开一短距离。有时在两层组织间进行平面的解剖,刀刃与组织平面成一钝角。

(二) 用剪分离法

将剪刀闭合伸入组织间隙,然后张开分离,仔细观察确无重要组织及血管后,再剪断。最好不直接剪,而用推剪的方法,即将剪刀尖微张,轻轻向前推进。操作要较细致、准确。一般不致损伤重要组织,解剖也较迅速。

二、钝性分离

用血管钳、闭合的解剖剪、刀柄、剥离子、海绵钳夹纱布团、手指及各种特殊用途的剥离器如膜衣剥离器、脑膜剥离器等分离疏松组织的方法。如分离正常解剖间隙、较疏松的粘连、良性肿瘤或囊肿包膜外间隙等。

三、分离的注意事项

① 必须清楚被分离器官或病灶的周围关系,在未辨清组织以前,不要轻易剪、割或钳夹,以免损伤重要组织或器官。

② 操作要轻柔细致准确,使某些疏松的粘连自然分离,显出解剖间隙。对于因炎症等原因使正常解剖界限不清楚的病例,更要细心与耐心地轻柔细致准确地解剖分离。

③ 分离技术是多种操作的结合,为了分离不同病灶及周围组织器官,必须多种技术结合使用。

四、手术野的显露

1. 选择合适的麻醉

肌肉松弛,才能获得良好的显露,特别是深部手术,手术野狭窄,操作困难,手术很难顺利完成,造成不应发生的损伤。

2. 理想的切口选择

(1) 距病灶要近,切口长短适中,既能保证术野的充分显露,又要避免不必要的组织损伤。切口过长将造成组织不必要的损伤,过短则不易显露病灶。

(2) 不得损伤重要结构或器官。

(3) 愈合要牢固,不易裂开,不易形成切口疝。避免在负重部位作切口。

(4) 面、颈部切口应与皮纹相一致;关节部位切口要以术后瘢痕收缩不影响功能为原则。

3. 合适的体位选择

4. 充分利用拉钩或牵开器

(1) 正确使用拉钩。

(2) 拉钩使用者了解手术进程。

(3) 牵拉动作要轻柔。

(4) 拉开应与体位及脏器特点相结合。与体位相结合,内脏与体位的关系,内脏

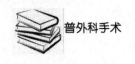

本身的特点 如充血性脾、胆总管显露、利用圆韧带将肝脏向下牵引、颅内手术可进行脱水,使脑容积缩小、盆腔手术置导尿管排空膀胱;手术中胃肠胀气穿刺减压等。

(5)良好的照明:用多孔无影灯、子母无影灯、冷光源拉钩、冷光源额灯等。

第三节　外科缝合方法

一、缝合的基本原则和要求

(一)组织缝合的原则

由深到浅缝、按层次对合。浅而短的切口可按一层缝合,但缝合必须包括各层组织。

(二)组织缝合的要求

①缝线所包括的组织应等量、对称、对合整齐。

②组织缝合后不能留无效腔。

③针距、边距对等。

④松紧程度要适度。

⑤合适的缝线。

二、常用缝合方法

(一)缝合方法的分类

1. 单纯对合类

间断缝合法,连续缝合法,毯边缝合法,减张缝合法和"8"字缝合法。

2. 内翻缝合法

间断内翻缝合法:(水平、垂直)全层、半层、浆肌层。

连续内翻缝合法 :(水平、垂直)全层、半层、浆肌层。

荷包缝合法:全荷包、半荷包、"U"字形缝合。

3. 外翻缝合法:

褥式缝合法:

水平褥式缝合:连续缝合、间断缝合。

垂直褥式缝合:连续缝合、间断缝合。

间断缝合法:最常用、最基本的缝合方法,缝一针打一个结,互不相连。常用于皮肤、皮下组织、肌肉、腱膜和内脏器官等多种组织的缝合。

连续缝合法:从切口的一端开始先缝一针作结,缝线不剪断连续进行缝合直到切口的另一端作结。作结前应将尾线反折部分留在切口的一侧,用其与缝针双线作结。可用于张力较小的胸膜或腹膜的关闭缝合。

连续锁边缝合:亦称毯边缝合。常用于胃肠道后壁全层缝合或整张游离植皮的边缘固定。

"8"字缝合:缝合牢靠,不易滑脱。常用于肌肉、肌腱、韧带的缝合或较大血管的止血贯穿缝扎。

皮内缝合:分为皮内间断缝合和皮内连续缝合。

选用细小三角针和细丝线(0 号或 0/2 号)或细的可吸收缝线.缝针与切缘平行方向交替穿过切缘两侧的真皮层,最后抽紧。此法的优点是皮肤表面不留缝线、切口瘢痕小而整齐。此法多用于外露皮肤切口的缝合,如颜面部、颈部手术缝合。

减张缝合:常用于较大张力切口的加固缝合,减少切口张力。

其方法是采用粗丝线或不锈钢丝线,于切口一侧距切缘 2cm 处皮肤进针,穿过除腹膜外的腹壁各层达切口对侧皮肤的对应点出针。为避免缝线割裂皮肤,在结扎前,缝线上需套一段橡皮管或硅胶管以做枕垫,减少缝线对皮肤的压力

内翻缝合法:全层间断内翻缝合(水平):首先从一侧腔内黏膜进针穿浆膜出针,对侧浆膜进针穿黏膜出针,线结打在腔内同时形成内翻。常用于胃肠道的吻合。

全层连续内翻缝合(水平):用于胃肠道的吻合,其进出针的方法同单纯间断内翻缝合,只是一根缝线完成吻合口前后壁的缝合。现已很少使用,因缝合不当可引起吻合口狭窄。

间断浆肌层内翻缝合(垂直):最常用的浆肌层内翻缝合法,特点是缝线穿行方向与切缘垂直.切线不穿透肠壁黏膜层。切缘 0.4～0.5cm 处进针,距切缘 0.2cm 处引出,跨吻合口后,距切缘 0.2cm 处进针.距切缘 0.4～0.5cm 处引出打结,吻合胃肠壁自然内翻包埋。

连续浆肌层内翻缝合(水平):

用于胃肠道前后壁浆肌层的缝合,缝合方法类似于 Connell 缝合,只是缝合的层次有所不同。这种方法缝针仅穿过浆肌层而不是全层,缝线穿行于浆肌层与黏膜层之间。

荷包缝合:是小范围的内翻缝合,以欲包埋处为圆心,于浆肌层环形连续缝合一

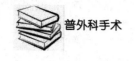

周,结扎后中心内翻包埋,表面光滑,利于愈合,减少粘连。常用于阑尾残段的包埋,胃肠道小伤口和穿刺针眼的缝闭,空腔脏器造瘘管的固定等。

半荷包缝合:适用于十二指肠残端上下角部或胃残端小弯侧部的包埋加固。

"U"字叠瓦褥式缝合:实质脏器断面如肝、胰腺或脾的缝合,从创缘一侧包膜进针,穿实质达对侧包膜出针;再以同样方法返回,创缘的一侧打结。相邻两针重叠,挤压创缘达到止血或防止液体露出的目的。如果实质脏器较厚,一针难以穿过,则可在实质脏器的创缘中间出针,再从出针处进针达对侧包膜,缝合结扎后两侧创缘呈内翻状态

外翻缝合法:

褥式缝合法:间断垂直褥式外翻缝合:用于阴囊、腹股沟、腋窝、颈部等较松弛皮肤的缝合。

连续水平褥式外翻缝合:用于血管吻合或腹膜胸膜的缝闭。

间断水平褥式外翻缝合:用于血管破裂孔的修补。

三、缝合的注意事项

① 分层缝合、严密对合、勿留无效腔。

② 组织器官类型不同,选择的缝针、缝线和缝合方法不同。

缝针:皮肤:三角针。软组织:圆针。

缝线:粗丝线:张力大、脆性组织;

细丝线:张力小,松软、柔性组织;

可吸收线:器官;

无损伤针线:血管吻合。

③ 针距、边距均匀一致,整齐美观,过密和过稀均不利于伤口的愈合。

④ 结扎的松紧程度适宜:血管缝扎应稍紧一些;皮肤以切口两侧边缘靠拢对合为准。

结扎过紧:缝线张力过大,易致切口疼痛、局部血液循环障碍、组织肿胀,缺血坏死,愈合后遗留明显的缝线瘢痕;

结扎过松:不利于切缘间产生纤维性粘连,影响切口愈合,甚至遗留间隙或无效腔而形成积液,导致伤口感染或延迟愈合。

第四节　结扎与止血技术

一、打结的种类及操作要点

(一) 外科结

不常用,打结比较费时,第一结将线圈绕两次,第二结为一方向相反的单结。其特点:不易滑脱和松动、比较牢固可靠。用于结扎大血管及肾蒂、脾蒂等,还用于有张力的组织结扎或固定引流管。

(二) 方结

手术中最常用,也是最基本的结,它是由两个相反方向的单结重叠构成,结扎后线圈内张力越大,结扎线越紧,不易自行变松或自行滑脱。如果方法不当,结的方向及两手力不均匀,均可酿成结的滑脱。适用于各种结扎止血和缝合。

(三) 三重结

在方结的基础上,再做一个与第二个单结方向相反的结,即为三重结。

结变得更为牢固、安全及可靠。

主要用于结扎重要组织和较大的血管以及张力较大时的组织缝合。如果结扎线是羊肠线或合成线,结扎时宜多用此结。它唯一的缺点是较大的异物遗留在组织中。

(四) 假结

又名顺结、"十字结"。它由两个方向相同的单结构成。

结扎后易自行松散和滑脱。

手术中不宜使用,尤其是在重要部位的结扎时忌用

(五) 滑结

由两个方向相反的单结构成,与方结相同。

因打结时两手用力不均匀造成。

易滑脱,比假结有更大的危险性,在外科手术操作中,必须予以避免。避免的方法主要是要注意两手拉线力量要均匀及方向要正确。

二、打结时必须遵循的原则

（一）两手用力均匀

这一点对结的质量及安全性至关重要。否则,可能导致为滑结。

（二）三点在一线

尤其在深部打结时更是如此。

（三）方向要正确

做结的方向错误可能变成假结。当然,在实际做结的过程中,做结的方向可因术野及操作部位的要求而有范围较小的方向性改变。

（四）防止滑脱出血

助手配合线绕,第一个结打好后,助手松开血管钳,再打第二结。否则结扎不牢固,易滑脱造成出血。

（五）力求直视下操作

直视操作可使做结者能够掌握结扎的松紧程度,又可了解做结及结扎的确切情况。较深部位的结扎,也应尽量暴露于直视下操作。如果难于暴露,需依赖手感进行操作。这需要相当良好的功底。

（六）其他注意事项

选择线的质量与粗细

根据线的粗细不同决定用力大小

结扎时的线要用生理盐水浸湿

三、止血的意义

迅速彻底的止血能减少失血量,保持手术野清晰,避免污染重要器官,防止手术后出血。

若止血不彻底,除达不到以上目的外,切口积血,血肿,易发生感染,甚至形成脓肿,以致造成延迟愈合,或引起切口的裂开。

四、止血方法

（一）压迫止血

快捷、有效、方便,为结扎止血的准备。

（二）结扎止血

缝合接扎（"8"字贯穿结扎止血）。

（三）电凝止血法

1.填塞止血

在不得已的情况下采用,一般在 3～5 天后取出,有时可延续到 7 天,纱布要逐渐取出,并且做好处理再次出血的一切准备工作。

2.药物或生物制品止血

手术创面渗血不止时,可局部应用药物。常用的药物或生物制品有巴曲酶、凝血酶、吸收性明胶海绵、淀粉海绵、止血粉、解尔分思片、施必止等。

五、止血注意事项

① 对高血压病人,止血一定要做到认真仔细彻底,以防术后出血。

② 对低血压病人止血,不能满足于当时状况的不出血;一定设法将血压调到正常时,检查无出血方为可靠。

③ 对胸腔手术的止血尤须认真,因为关闭胸腔以后负压会导致出血。

六、换药的一般操作步骤

① 换药人员要遵循无菌原则。

② 向病人说明换药的目的,以取得配合。

③ 安置病人的体位。

④ 去除辅料。

⑤ 对伤口、创面进行清洁、消毒和其他处理。

⑥ 伤口处理完后用无菌辅料覆盖。

第五节　外科无菌技术

一、外科无菌技术操作

此项操作前,应检查手指甲是否剪好,着装是否符合要求,否则不可进入此项操作。着装要求:换清洁洗手衣、裤、鞋,戴好口罩帽子。内衣不外露,上衣袖口遮盖上臂上 1/3,头发不外露。

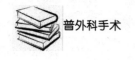

（一）刷手

1. 刷手的顺序及范围

顺序（碘附洗手法）：

（1）用肥皂、清水按普通方法清洗手、臂一遍。

（2）用无菌毛刷蘸医用肥皂水按顺序刷手：指尖 – 甲沟 – 指缝 – 手掌 – 手背 – 前臂 – 肘部 – 上臂范围：刷洗至肘关节上（手、前臂、上臂三段交替）10cm。

2. 刷手的重点部位

指尖甲缘、甲沟、指缝、手掌。

3. 冲洗时顺序及手臂的保护

顺序：手 – 前臂 – 肘 – 上臂。

保护：（1）刷完手后即保持手指朝上，肘朝下冲洗。

（2）冲上臂时前臂弯向内侧，勿使水倒流到前臂与手。

（3）如此洗刷两遍，后一次高度不超过前次。

（4）用毛巾擦手臂的无菌操作。

用一块无菌毛巾，先擦双手，擦手臂时将毛巾对折绕臂旋转上擦，一侧一面。

（5）刷手后是否接触了有菌物品，接触后的处理。

如有接触，重新刷手。

（6）刷手时间：

刷2遍，约5分钟。手臂擦干后，用0.5%碘附纱布涂擦手和前臂、上臂2遍，要领同上。

（二）穿衣

1. 提衣动作

离开周围人员、物品，取过无菌手术衣，找到衣领，提起衣领两角轻轻抖开。两臂向前，提着手术衣稍向上抛，迅速将两臂插入袖筒，由巡回护士从肩上抓衣领向后牵拉，协助穿好。

2. 递送腰带

两臂交叉将胸前腰带向后递，仍由巡回护士在身后接过系好。

如穿背后有保护层的手术衣，在戴上干手套后解开右胸前的衣带，由巡回护士用消毒卵圆钳夹住衣带长头，从左面绕过身后一圈，再递给手术者，用双手在右胸前系好。

3. 手是否接触有菌区

4. 穿衣时手举高度

平伸插入袖筒，上举不过肩。

（三）戴手套

1.提取手套

以一手的手指捏住手套口翻折部取出。

2.戴手套时的无菌观念

先将手插入右手手套,再用戴好手套的右手指插入左手手套翻折的内部帮助左手插入手套,原则是手套外面不可触及手的皮肤。

3.手套腕部外翻部位

交替整理袖口,将手套翻转部翻回盖住袖口。

4.手套口套扎手术衣袖口

套扎后不使手腕外露。

（四）消毒及铺巾

1.消毒钳持拿

始终保持下端向下。

2.消毒顺序和范围

顺序:以手术区皮肤为中心,由内向外,由上向下,脐部最后。肛门、会阴,或感染手术相反。

范围:至少包括手术切口周围 15cm。

3.脱碘

用 2.5% 碘酊消毒者需用 70% 酒精将碘酊擦净 2 次,每次间隔 1~2 分钟。

4.铺巾顺序

未穿手术衣:下方→对侧→上方→己侧。

已穿手术衣:己侧→下方→对侧→上方。

5.手术巾铺后有无移动

一旦铺好不能随便移动,如需调整只能由内向外移动。

6.消毒及铺巾过程中的无菌观念

二、外科基本手术操作

（一）切开

1.切开操作(皮肤应绷紧,刀应垂直于组织,按层切开)

2.执刀姿势

切开皮肤一般用执弓式。

3. 切开的深浅、大小

力求一次切开皮肤与皮下组织。

（二）止血（钳夹止血）

1. 持钳方法

2. 目标准确与否

3. 钳夹组织

尽量少夹出血管以外组织。

4. 止血打结时，松钳时间掌握

术者打完第 1 个单结将线拉紧后。

（三）打结（单手打方结）

1. 打结时绕线

2. 打结时拉线方向

不要打成假结和滑结。

3. 打二个结时，第一结是否松开，结扎是否牢靠

（四）剪线

1. 持剪方式

2. 剪线方法

剪刀沿线下滑至线结，稍旋前端后剪断。

3. 留线长度

丝线 1~2mm，肠线 5mm。

（五）缝合

1. 器材（针、镊、线）选择

2. 持针器械

3. 进出针

4. 缝合方法

5. 结扎

第四章 外科休克

第一节 概述

休克是人体对有效循环血量锐减的反应,是组织血液灌流不足所引起的代谢障碍和细胞受损的病理过程,可在很多情况下发生。引起休克的原因虽然很多,但都有一个共同点,即有效循环血量的急剧减少。所谓有效循环血量,是指单位时间内通过心血管系统进行循环的血量,但不包括贮存于肝、脾和淋巴血窦中或停滞于毛细血管中的血量。有效循环血量依赖充足的血容量、有效的心排出量和良好的周围血管张力,其中任何一个因素的改变超出了人体的代偿限度时,即可导致有效循环血量的急剧下降,造成全身组织、器官氧合血液灌流不足,细胞缺氧和一系列的代谢障碍,而发生休克。在休克的发生和发展中,上述三个因素常都累及,相互影响。

关于休克的分类,至今尚无一致的意见。现在采用较多的是将休克分为低血容量性休克、感染性休克、心源性休克、神经源性休克和过敏性休克五类。低血容量性休克和感染性休克是外科中常见的两种休克。失血性休克和创伤性休克均属低血容量性休克,因血容量锐减所致。

一、病因病理

目前对低血容量性休克的病理生理变化已有较全面和深入的认识。而且通常以其作为代表来阐明休克的病理生理变化的一般规律。概括起来,休克时的病理生理变化主要为微循环的变化,体液代谢改变和内脏器官的继发性损害等。

(一)微循环的变化

循环血量锐减,使血管内压力降低,刺激主动脉弓和颈动脉窦压力感受器,通过反射,使延髓心跳中枢、血管舒缩中枢和交感神经兴奋,作用于心脏、小血管和肾上腺等,使心跳加快,提高心排出量,肾上腺髓质和交感神经节后纤维释放出大量儿茶酚胺。儿茶酚胺使周围(如皮肤、骨骼肌)和内脏(如肝、脾等)的小血管和微血管的平滑肌包

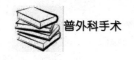
普外科手术

括毛细血管前括约肌强烈收缩,动静脉短路和直接通道开放,其结果是微动脉的阻力增高,流经毛细血管的血液减少,静脉回心血量尚可保持,因而仍能维持血压不变。脑和心的微血管。受体较少,脑动脉和冠状动脉收缩不明显。故脑、心等重要生命器官的血液灌流仍可得到保证。毛细血管的血流减少,使管内压力降低,血管外液体进入管内,血量得到部分补偿。此期称微循环收缩期,是休克代偿期的微循环变化。

当循环血量继续减少时,微循环的变化将进一步发展。长时间的、广泛的微动脉收缩和动静脉短路及直接通道开放,使进入毛细血管的血量继续减少。组织灌流不足,氧和营养不能带进组织,组织代谢紊乱,乏氧代谢所产生的酸性物质如乳酸、丙酮酸等增多,不能及时移除,直接损害调节血液通过毛细血管的前括约肌,使其失去对儿茶酚胺的反应能力。微动脉及毛细血管前括约肌舒张。毛细血管后的小静脉对酸中毒的耐受性较大,仍处在收缩状态,引起大量血液滞留在毛细血管网内,使循环血量进一步减少。毛细血管网内的静水压增高,水分和小分子血浆蛋白渗至血管外,血液浓缩,血的黏稠度增加。同时,组织缺氧后,毛细血管周围的肥大细胞受缺氧的刺激而分泌出多量组织胺,促进处于关闭状态的毛细血管网扩大开放范围,甚至全部毛细血管同时开放。这样毛细血管容积大增,血液停滞在内,使回心血量大减,心排出量进一步降低,血压下降。此即微循环扩张期,表示进入休克抑制期。

滞留在微循环内的血液,由于血液黏稠度增加和酸性血液的高凝特性,使红细胞和血小板容易发生凝集,在毛细血管内形成微细血栓,出现弥散性血管内凝血,使血液灌流停止,细胞缺氧更为加重,以致细胞内的溶酶体膜破裂,释出多种酸性水解酶,除直接消化组织蛋白外,还可催化蛋白质形成各种激肽,造成细胞自溶,并且损害其他细胞,引起各器官的功能性和器质性损害。如毛细血管的阻塞超过1小时,受害细胞的代谢即停止,细胞本身也将死亡。休克发展到出现弥散性血管内凝血,表示进入微循环衰竭期,病情严重。弥散性血管内凝血消耗了各种凝血因子,且激活了纤维蛋白溶解系统,结果出现严重的出血倾向。以上是休克失偿期的微循环变化。

(二)体液代谢改变

休克时,血容量和肾血流量减少的刺激,引起肾上腺分泌醛固酮的增加,使机体减少钠的排出,以保存液体和补偿部分血量。而低血压、血浆渗透压的改变和左心房压力的降低,可使脑垂体后叶增加抗利尿激素的分泌,以保留水分,增加血浆量。

休克时儿茶酚胺的释出和对心血管系统的影响已如前述。但儿茶酚胺尚能促进胰高糖素的生成;抑制胰岛素的产生和其外周作用;加速肌肉和肝内糖原分解,以及刺激垂体分泌促肾上腺皮质激素。故休克时血糖升高。此外,细胞受到血液灌流不良的

· 38 ·

影响,葡萄糖在细胞内的代谢转向乏氧代谢,只能产生少量的高能三磷腺苷,而丙酮酸和乳酸的产生增多。肝灌流不足时,乳酸不能很好地在肝内代谢,体内将发生乳酸聚积,引起酸中毒。蛋白质分解代谢增加,以致血尿素、肌酐和尿酸增加。

细胞和其周围的组织间液体之间存在一定的离子电位差,以保持细胞内外钾、钠有一定的浓度差。维持电位差需消耗能量。休克时,由于细胞缺氧,三磷腺苷减少,能量不足,细胞膜的钠泵功能失常,以致细胞内钾进入细胞外的量和细胞外钠进入细胞内的量增多。细胞外液体也随钠进入细胞内,使细胞外液体减少,而细胞发生肿胀,甚至死亡。

三磷腺苷的减少和代谢性酸中毒也可影响细脑膜、线粒体膜和溶酶体膜。溶酶体膜破裂后释出的酸性水解酶中最主要的是组织蛋白酶,可使组织蛋白分解,生成多种具有活性的多肽如激肽、心肌抑制因子和前列腺素等。前列腺素有多种,休克时,前列腺素对机体有益还是有害,至今还难肯定。一般认为有血管扩张作用和保护细胞功能的前列腺素(PGI2,PGE2,PGD2)起有益作用,而有血管收缩作用的 PGF2,TXA2 则属有害。线粒体的破裂造成依赖二磷酸腺苷的细胞呼吸的被抑制,三磷酸腺苷酶活力降低和依赖能量的钙转运减少。有些研究观察到休克时,机体的内啡肽生成增多。内啡肽和心排出量降低、血压降低等有关。

（三）内脏器官的继发性损害

由于微循环障碍的持续存在和发展,内脏器官的部分组织可因严重的缺血、缺氧而发生组织细胞的变性、坏死和出血而引起内脏器官功能衰竭。几种脏器同时或相继受损的情况,即为多器官衰竭,可在休克已经好转后出现,并成为病人死亡的主要原因。内脏器官继发性损害的发生与休克的原因和休克持续时间的长短有密切关系。低血容量性休克一般较少引起内脏器官的继发性损害。休克持续时间超过 10 小时,容易继发内脏器官的损害。累及的器官为肾、肝和胃肠道、肺、脑、心、肾上腺和胰腺等。

心、肺、肾的功能衰竭则是造成休克死亡的三大原因。

(1)肺弥散性血管内凝血造成肺部微循环血栓栓塞,缺氧使毛细血管内皮细胞和肺泡上皮细胞受损。血管壁通透性增加,血浆内高分子蛋白成分自血管内大量渗出,造成肺间质性水肿,以后造成肺泡内水肿。随后红细胞也能进入肺间质和肺泡内。肺泡上皮细胞受损后,肺泡表面活性物质生成减少,使肺泡内液—气界面的表面张力升高,促使肺泡萎陷,造成肺不张。肺泡内有透明膜形成。肺部毛细血管内血液须有通气正常的肺泡,才能进行有效的气体交换,肺泡通气量与肺毛细血管血液灌流量的正

常比例(通气/灌流)为0.8。休克时,萎陷的肺泡不能通气,而一部分通气尚好的肺泡又可能缺少良好的血液灌流,以致通气与灌流比例失调,无效腔通气和静脉混合血增加,肺内右、左分流可增至10%~20%,使低氧血症更为严重,临床上出现进行性呼吸困难的一系列症状。这种急性呼吸衰竭,统称为呼吸困难综合征,往往在严重休克经抢救,循环逐渐稳定和情况好转后,出现逐渐加重的呼吸困难,并在以后的48~72小时内,达到最严重的程度。因休克而死亡的病人中,约有1/3死于此征。

(2)肾休克时的低血压和体内儿茶酚胺增加,使肾小球前微动脉痉挛,肾血流量减少,肾小球滤过率降低,尿量减少。肾内血流发生重分布,近髓循环的短路大量开放,使肾皮质外层血流大减,其结果是肾皮质内肾小管上皮变性坏死,引起急性肾衰竭。

(3)心冠状动脉灌流量的80%发生于舒张期。冠状动脉的平滑肌以β—受体占优势。在休克代偿期,虽然体内有大量儿茶酚胺分泌,但冠状动脉收缩不明显,故心脏的血液供应并无明显减少。进入休克抑制期,心排出量和主动脉压力降低,舒张期血压也下降,可使冠状动脉灌流量减少,心肌缺氧受损。此外,低氧血症、代谢性酸中毒、高钾血症和心肌抑制因子等也可损害心肌;心肌微循环内血栓可引起心肌局灶性坏死。

(4)肝及胃肠休克时内脏血管很早发生痉挛,肝血流减少,引起肝缺血、缺氧、血液淤滞,肝血管窦和中央静脉内微血栓形成,引起肝小叶中心坏死,肝代谢和解毒功能不全,导致肝功能衰竭。胃肠道缺血、缺氧,引起黏膜糜烂出血。

(5)脑儿茶酚胺的增加对脑血管的作用甚小。休克时脑血流量降低是动脉压过低所致。脑内小动脉的平滑肌,随血的二氧化碳分压和酸碱度的变化而舒缩。二氧化碳分压.升高或酸碱度值降低时,脑血流量增加。然而,这种调节机能要有一定的心排出量和平均动脉压才能起作用。故持续性低血压能引起脑的血液灌流不足,使毛细血管周围胶质细胞肿胀,同时由于毛细血管通透性升高,血浆外渗至脑细胞间隙,引起脑水肿,甚至发生脑疝。

对感染性休克的发病机理了解较少。一般认为感染性休克的病理生理变化和低血容量性休克基本相同,但由于感染和细菌毒素等的作用,机体的细胞常很早发生损害,不能利用氧,以致动—静脉氧差缩小。此外,感染性休克的微循环变化的不同阶段常同时存在,并且很快即进入弥散性血管内凝血阶段,不像低血容量性休克的微循环变化那样,具有收缩期、扩张期、弥散性血管内凝血和内脏器官功能衰竭的典型经过。动—静脉氧差缩小的另一原因是毛细血管前的动静脉短路大量开放,故感染性休克的微循环变化和内脏继发性损害比较严重。

从血流动力学的改变来看,感染性休克可表现为低排高阻型(或称低动力型)和高排低阻型(或称高动力型)两种类型。低排高阻型往往发生在已有液体丧失,血容量较欠缺,又继发感染的病人中,细菌内毒素直接作用于交感神经末梢,释放大量儿茶酚胺;内毒素又可破坏血小板和白细胞等,释放 5—羟色胺、组织胺、缓激肽等使肺等脏器小静脉收缩,返回左心的血量减少和动脉压下降;感染灶的毛细血管通透性增加,血浆渗入组织间隙,也可使血容量进一步减少,引起休克。这种高阻力型休克的特征是周围血管阻力增加而心排出量降低。与此相反,高排低阻型休克是因感染灶释放出某些扩血管物质,而使微循环扩张,外周阻力降低,血容量相对不足,机体代偿性地增加心排出量,以维持组织的血液灌流。其特征是周围血管阻力降低,心排出量增加。革兰氏阴性细菌感染可引起低排高阻型或高排低阻型休克,但以前者较多。而革兰氏阳性细菌引起高排低阻型休克居多。

第二节　临床表现

根据休克的病程演变,休克可分为两个阶段,即休克代偿期和休克抑制期,或称休克前期或休克期。

一、休克代偿期

在低血容量性休克中,当丧失血容量尚未超过 20% 时,由于机体的代偿作用,病人的中枢神经系统兴奋性提高,交感神经活动增加。表现为精神紧张或烦躁、面色苍白、手足湿冷、心率加速、过度换气等。血压正常或稍高,反映小动脉收缩情况的舒张压升高,故脉压缩小。尿量正常或减少。这时,如果处理得当,休克可以很快得到纠正。如处理不当,则病情发展,进入抑制期。

二、休克抑制期

病人神志淡漠、反应迟钝,甚至可出现神志不清或昏迷、口唇肢端发绀、出冷汗、脉搏细速、血压下降、脉压更缩小。严重时,全身皮肤黏膜明显发绀,四肢冰冷,脉搏扪不清,血压测不出,无尿。还可有代谢性酸中毒出现。皮肤、黏膜出现夜班或消化道出血,则表示病情已发展至弥散性血管内凝血阶段。出现进行性呼吸困难、脉速、烦躁、发绀或咯出粉红色痰,动脉血氧分压降至 8kPa(60mmHg)以下,虽给大量氧也不能改

善症状和提高氧分压时,常提示呼吸困难综合征的存在。

休克的临床表现一般都随休克的病程演变而改变。

在感染性休克中,休克代偿期时,病人可出现兴奋或精神萎靡、思睡。体温突然上升达39~40℃以上或突然下降到36℃以下,或有畏寒、寒战等,接着出现面色苍白、脉搏细速,则往往表示已经进入休克抑制期。

由于病理生理变化的特点,感染性休克可出现两类不同的临床表现(表2)。但以低排高阻型为多见。在高阻力型中,血管反应以收缩为主,出现皮肤苍白、湿冷,甚至有发绀、尿少或无尿等,故又称此种类型为冷休克。在低阻力型中,血管反应以扩张为主,故皮肤温暖、干燥、色红,尿量不减,此种类型称为暖休克。不论哪种类型的感染性休克,很早即可出现过度换气。

第三节 检查

一、休克的监测

通过对休克病人的监测,既可以进一步肯定诊断,又可以较好地判断病情和指导治疗。

(一) 一般监测常可判断休克是否存在及其演变情况

(1)精神状态能够反映脑组织灌流的情况。病人神志清楚,反应良好,表示循环血量已够。神志淡漠或烦躁、头晕、眼花,或从卧位改为坐位时出现晕厥,常表示循环血量不足,休克依然存在。

(2)肢体温度、色泽反映体表灌流的情况。四肢温暖,皮肤干燥,轻压指甲或口唇时,局部暂时缺血呈苍白,松压后迅速转红润,表明休克好转。休克时,四肢皮肤常苍白、湿冷;轻压指甲或口唇时颜色变苍白,在松压后恢复红润缓慢。

(3)血压休克代偿期时,剧烈的血管收缩,可使血压保持或接近正常。故应定期测量血压和进行比较。血压逐渐下降,收缩压低于12kPa(90mmHg),脉压小于4.67kPa(20mmHg)是休克存在的证据。血压回升,脉压增大,表明休克有好转。

(4)脉率脉搏细速常出现在血压下降之前。有时血压虽然仍低,但脉搏清楚,手足温暖,往往表示休克趋于好转。休克指数〔脉率/收缩期血压(以 mmHg 计算)〕可以帮助判定有无休克及其程度。指数为0.5,一般表示无休克;超过1.0~1.5,表示存在休克;在 2.0 以上,表示休克严重。

(5)尿量是反映肾血液灌流情况的指标,借此也可反映生命器官血液灌流的情况。安放留置导尿管,观察每小时尿量。尿量每小时少于 25ml,比重增加,表明肾血管收缩仍存在或血容量仍不足;血压正常,但尿量仍少,比重降低,则可能已发生急性衰竭。尿量稳定在每小时 30ml 以上时,表示休克纠正。

(二)特殊监测休克的病理生理变化很复杂

在严重的或持续时间很久的低血容量性休克和感染性休克中,血流动力学等的变化常不能从上述的监测项目中得到充分反映,尚需进一步作某些特殊监测项目,以便更好地判断病情和采取正确的治疗措施。

(1)中心静脉压静脉系统容纳全身血量的 55% ~60%。中心静脉压的变化一般比动脉压的变化为早。它受许多因素影响,主要有:① 血容量,② 静脉血管张力,③ 右心室排血能力,④ 胸腔或心包内压力,⑤ 静脉回心血量。中心静脉压的正常值为 $0.49 \sim 0.98kPa$($5 \sim 10cmH_2O$)。在低血压情况下,中心静脉压低于 $0.49kPa$($5cmH_2O$)时,表示血容量不足;高于 $1.47kPa$($15cmH_2O$)时,则提示心功能不全、静脉血管床过度收缩或肺循环阻力增加;高于 $1.96kPa$($20cmH_2O$)时,则表示有充血性心力衰竭。连续测定中心静脉压和观察其变化,要比单凭一次测定所得的结果可靠。

(2)肺动脉楔压中心静脉压不能直接反映肺静脉、左心房和左心室的压力。因此,在中心静脉压升高前,左心压力可能已有升高,但不能被中心静脉压的测定所发现。用 Swan—Gans 肺动脉漂浮导管,从周围静脉插入上腔静脉后,将气囊充气,使其随血流经有心房、右心室而进入肺动脉,测定肺动脉压和肺动脉楔压,可了解肺静脉、左心房和左心室舒张末期的压力,借此反映肺循环阻力的情况。肺动脉压的正常值为 $1.3 \sim 2.9kPa$。肺动脉楔压的正常值为 $0.8 \sim 2.0kPa$,增高表示肺循环阻力增加。肺水肿时,肺动脉楔压超过 $4.0kPa$。当肺动脉楔压已增高,中心静脉压虽无增高时,即应避免输液过多,以防引起肺水肿,并应考虑降低肺循环阻力。通过肺动脉插管可以采血进行混合静脉血气分析,了解肺内动静脉分流情况,也即是肺的通气/灌流之比的改变程度。导管的应用有一定的并发症。故仅在抢救严重的休克病人而又必需时才采用。导管留置在肺动脉内的时间不宜超过 72 小时。

(3)心排出量和心脏指数休克时,心排出量一般都有降低。但在感染性休克时,心排出量可较正常值高,故必要时,需行测定,以指导治疗。通过肺动脉插管和温度稀释法,测出心排出量和算出心脏指数。心脏指数的正常值为 $3.20 \pm 0.20L/(min \cdot m^2)$。正常值为 $100 \sim 130kPa \cdot s/L$($1000 \sim 1300dyne \cdot s \cdot cm^2$)。

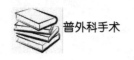

（4）动脉血气分析动脉血氧分压（PaO$_2$）正常值为 10 ~ 13.3kPa（75 ~ 100mmHg），动脉血二氧化碳分压（PaCO$_2$）正常值为 5.33kPa（40mmHg），动脉血 pH 值正常为 7.35 ~ 7.45。休克时，如病人原无肺部疾病，由于常有过度换气，PaCO$_2$ 一般都较低或在正常范围内。如超过 5.9 ~ 6.6kPa（45 ~ 50mmHg）而通气良好时，往往是严重的肺功能不全的征兆。PaO$_2$ 低于 8.0kPa（60mmHg），吸入纯氧后仍无明显升高，常为呼吸窘迫综合征的信号。通过血气分析，还可了解休克时代谢性酸中毒的演变。

（5）动脉血乳酸盐测定正常值为 l ~ 2mmol/L。一般说来，休克持续时间愈长，血液灌流障碍愈严重，动脉血乳酸盐浓度也愈高。乳酸盐浓度持续升高，表示病情严重，预后不佳。乳酸盐浓度超过 8mmol/L 者，死亡率几达 100%。

（6）弥散性血管内凝血的实验室检查对疑有弥散性血管内凝血的病人，应进行有关血小板和凝血因子消耗程度的检查，以及反映纤维蛋白溶解性的检查。血小板计数低于 80 × 10^9/L，纤维蛋白原少于 1.5g/L，凝血酶原时间较正常延长 3 秒以上，以及副凝固试验阳性，即可确诊为弥散性血管内凝血。

第四节　治疗与预防

引起各种休克的原因虽有不同，但都存在有效循环血量不足、微循环障碍和不同程度的体液代谢改变。因此，对休克的治疗原则，是尽早去除引起休克的原因，尽快恢复有效循环血量，纠正微循环障碍，增进心脏功能和恢复人体的正常代谢。一般可根据病情，进行相应的治疗。

一、一般紧急措施

尽快控制活动性大出血。有时可使用休克服（裤），不但可止住下肢出血，还可以压迫下半身，起到自体输血的作用。据估计，约可增加 600 ~ 2000ml 的血液，使生命器官的血液灌流得到改善。保持呼吸道通畅，必要时可作气管插管或气管切开；保持病人安静；避免过多的搬动。病人的体位一般应采取头和躯干部抬高约 20° ~ 30°，下肢抬高 15° ~ 20° 的体位，以增加回心静脉血量和减轻呼吸的负担。保暖，但不加温，以免皮肤血管扩张而影响生命器官的血流量和增加氧的消耗。吸氧可增加动脉血含氧量，有利于减轻组织缺氧状态。一般可间歇给氧，给氧量为每分钟 6 ~ 8L 适当应用镇痛剂。针刺人中、涌泉、足三里、内关、太冲等穴，能提高血压。

二、补充血容量

是抗休克的根本措施。要尽快恢复循环血量。通过及时的血容量补充,发生时间不长的休克,特别是低血容量性休克,一般均可较快得到纠正,不需再用其他药物。不仅要补充已丧失的血容量(全血、血浆和水电解质丧失量),还要补充扩大的毛细血管床。故补充的血液和液体量有时会很大,超过根据临床表现所估计的液体损失量很多。休克时间愈长,症状愈严重,需要补充血容量的液体也愈多。一般可根据监测指标来估计血容量和微循环情况,以调节补液的量和速度。必要时,应测定中心静脉压,根据其变化来调节补液量。

三、积极处理原发病

在治疗休克中,消除引起休克的病变和恢复有效循环血量一样重要。由外科疾病所引起的休克,不少存在着需要手术处理的原发病变,如内脏大出血的牵制,坏死肠袢的切除,消化道穿孔的修补和脓液的引流等。应在尽快恢复有效循环血量后,及时施行手术去除原发病变,才能有效地治好休克。但在不去除原发病变,而又估计不能纠正休克的情况下,则应在积极进行抗休克的同时,及早进行手术,才不致延误抢救的时机。

四、纠正酸碱平衡失调

虽然在休克中,都因存在组织缺氧而常有不同程度的酸中毒,但在休克早期,常因过度换气,引起低碳酸血症,反有发生呼吸性碱中毒的情况。故一般不宜在早期即用缓冲剂,以免加重碱中毒。碱中毒时,血红蛋白氧离曲线左移,氧不易从血红蛋白释出,使组织更易缺氧。一般说来,机体获得充足的血容量后,微循环障碍即能解除,组织的血液灌流得到改善,酸中毒即可消失。如补充血容量时,已应用平衡盐溶液,则有一定量的碱性药物进入体内,便无再输注碱性药物的必要。酸中毒的最后纠正,有赖于休克的根本好转,缓冲剂的治疗作用是暂时的。但是,在休克比较严重时,特别是抗休克措施开始较晚或复苏效果较差的病人中,因组织缺氧而常有酸中毒存在。经生化检验确有酸中毒时,可考虑输注碱性药物,以减轻酸中毒和减少酸中毒对机体的损害。常用的碱性药物为4%或5%碳酸氢钠溶液,一般可根据病人的二氧化碳结合力计算用量。

五、心血管药物的应用

休克时,小动脉等一般都处于收缩状态,组织、器官的血液灌流减少,组织缺氧,并

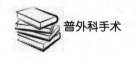

不单是血压下降的问题。使用血管收缩剂,虽可暂时使血压升高,但更使组织缺氧加重,带来不良后果。因此,在现代抗休克疗法中,已极少应用血管收缩剂。血管扩张剂的应用具有一定价值,它能解除小动脉和小静脉的痉挛,关闭动脉短路,疏通微循环,增加组织灌流量和回心血量。故一般可用于治疗一些有脸色苍白、皮肤湿冷以及淤斑、青紫等周围循环不良表现的病人或输液量已足够,中心静脉压高于正常,但血压、脉搏仍无改善,而无其他心力衰竭表现的休克病人。在使用血管扩张剂的过程中,血管容积相对增加,可引起不同程度的血压下降。故在应用前,须先补足血容量,以免血压骤降,造成死亡。

现简要介绍一些常用的心血管药物于下:

(一)去甲肾上腺素

是一种以 α—受体兴奋为主,兼有轻度兴奋 β—受体的血管收缩剂。有兴奋心肌,收缩血管,提高周围循环阻力和升高血压,以及增加冠状动脉血流量的作用。作用维持时间甚短。一般用量为 5～10mg,加入 5% 葡萄糖溶液 500ml 内,静脉滴注。严防漏出血管外,以免造成组织坏死。

(二)间羟胺(阿拉明)

可以间接兴奋 α、β—受体,对心脏和血管的作用和去甲肾上腺素相似。但作用较弱,维持时间较长,约 30 分钟。肌肉注射一次量为 2～10mg。静脉注射一次量为 2～5mg。静脉滴注:10～20mg 加入 5% 葡萄糖溶液 100ml。

(三)去氧肾上腺素(新福林)

是一种纯 α—受体兴奋剂,对心脏基本无作用,仅有收缩血管和升高血压的作用。作用维持时间较短,约为 10 分钟。肌肉注射一次量为 3～10mg。静脉注射一次量为 0.5～2.0mg,或 10mg 加入 5% 葡萄糖溶液 100ml,静脉滴注。

(四)酚苄明

是一种 α—受体阻滞剂,兼有间接反射性兴奋 β—受体的作用。能轻度增加心脏收缩力、心排出量和心率,扩张血管,增加冠状动脉血流量,以及降低周围循环阻力和血压。作用可维持 3～4 天。用量为 0.5～1.0mg/kg,加入 5% 葡萄糖溶液或全血 200～400ml 内,1～2 小时滴完。

(五)苄胺唑琳

作用和酚苄明相同。但作用发生快,维持时间短。用法:5～10mg 加入 5% 葡萄糖溶液 100～250ml 内,静脉滴注。

（六）多巴胺（3—羟酪胺）

具有多种作用。能直接兴奋 β—受体，故能加强心肌收缩力和增加心排血量。但又具有扩张肾动脉和肠系膜动脉的作用（通过兴奋多巴胺能受体），而对一般动脉则起收缩作用（直接兴奋 α—受体），常在治疗严重休克中应用。用法：20～40mg 加入5% 葡萄糖溶液 250～500ml 内，静脉滴注。

（七）异丙肾上腺素

是 β—受体兴奋剂。能扩张血管，增加心脏收缩力、心排血量和心率。容易诱发心动过速。病人的心率超过 120 次/分时，不宜应用。常用量为 1mg 加入等渗盐水或5% 葡萄糖溶液 250ml 内，静脉滴注。

（八）毛花苷 C

可增强心肌收缩力，减慢心率。在中心静脉压监测下，输液量已足够，但动脉压仍低，而中心静脉压已超过 1.47kPa（15cmH$_2$O）时，可注射毛花苷 C 进行快速洋地黄化，毛花苷 C 的第一次用量为 0.4mg，缓慢静脉注射。有效时可再给维持量。

六、改善微循环

通过扩充血容量和应用血管扩张剂，微循环障碍一般可以得到改善。出现弥散性血管内凝血的征象时，应即用肝素治疗。必要时，尚可应用抗纤维蛋白溶解药物，阻止纤维蛋白溶酶的形成。

七、皮质类固醇和其他药物的应用

皮质类固醇一般用于感染性休克和严重休克。其作用主要有：阻断 α—受体兴奋作用，使血管扩张，降低外周血管阻力，改善微循环；保护细胞内溶酶体，防止溶酶体破裂；增强心肌收缩力，增加心排出量；增进线粒体功能和防止白细胞凝集；促进糖原异生，使乳酸转化为葡萄糖，有利于酸中毒的减轻。一般主张应用大剂量，如甲泼尼龙 30mg/kg 或地塞米松 1～3mg/kg，加入 5% 葡萄糖溶液内，静脉滴注，一次滴完。为了防止多用皮质类固醇后可能产生的副作用，一般只用 1～2 次。有人提出三磷酸苷—氯化镁疗法，有增加细胞内能量，恢复细胞膜的钠—钾泵作用，使细胞肿胀得以清除，恢复细胞功能。鸦片拮抗剂纳洛酮可改善组织血液灌流和防止细胞功能失常的发生，可能有助于休克的治疗。还有研究认为阻断体内前列腺素的合成或输注 PGI2 可降低休克的死亡率。

第五章 手术病员的水、电解质和酸碱平衡紊乱

第一节 概述

一、体液容量及分布

体液:水 + 溶质约占体重 60%。分为:细胞内液(ICF)40%,细胞外液(ECF)20%,包括组织间液 15%、血浆 5%。体液的电解质成分:ECF(mmol/L) Na K ClHCO$_3$ Glu − − + + ICF(mmol/L) Na K Cl HCO$_3$ Glu − − + + 142 4 110 24 3 10 140 3 10 2.5 OSM = 300mOsm/L,主要通过 H$_2$O 自由通过调节 Urea 自由通过调节 OSM = 300mOsm/L,渗透适应,防止水过多移动电解质在细胞内外分布和含量有明显差别,细胞外液中阳离子以 Na 为主,其次为 Ca^{2+};阴离子以 Cl − 最多,HCO$_3$ 次之。细胞内液阳离子主要是 K,阴离子主要是 HPO$_4$ 和蛋白质离子。

二、体液的渗透压

① 决定水通过生物膜(半透膜 − 细胞膜、血管内皮)扩散(渗透)程度。

② 取决于体液中溶质的分子或离子数目。

+ 2 − + − 正常血浆渗透压:(mOsm/L) = 2 × [Na(mmol/L) + K(mmol/L)] + BUN(mg/dl)/2.8 + Glu(mg/dl)/18 + +

第二节 疾病种类

一、水平衡紊乱

(一)容量不足

1.病因及发病机制

水的摄入与排出：

日常摄入量（ml/day）：饮水：1300，饮食含水：900，体内氧化反应：300。合计：2500。

水平衡调节方式：

（1）渗透压调节：下丘脑—垂体后叶—抗利尿激。血容量调节：肾脏—血管紧张素—醛固酮。

分类：

①真性容量不足（脱水）：

"脱水"定义：脱水在身体丢失水分大于摄入水分时产生，当体液日常排出量（ml/day）尿500～1500，肺：250～350，皮肤：350～700，粪便：50～200。合计：2500。量减少，超过体重2%以上时称为脱水。脱水往往伴有失钠，因水钠丢失比例不同，按照脱水时细胞外液渗透压不同分为高渗性、低渗性等渗性脱水。分肾性、非肾性。

②不伴体液丢失容量不足：

心排量下降；如心衰血；容量增加：如败血症，肝硬化腹水；严重低蛋白血症：急性胰腺炎等。

2.临床表现及诊断要点

（1）病史失水的原因。

（2）临床表现口干乏力，坐卧位△舒张压≥10mmHg。实验室结果：尿比重、血红蛋白量、血细胞比容升高等。

3.治疗

（1）处理原则：去除诱因，防止体液继续丧失。

（2）补液种类和效果：5% GS1L = 血容量75ml；0.9% NS1L = 血容量200ml；胶体更多。

（3）补液量：失水量（ml）=△比容/原来比容：体重（kg）=0.2：1000。正常比容：男0.48，女0.42。

应加上每日生理需要量1500ml；第一天可补充1/2～2/3，老年或有心血管病者应避免快速大量补液引起肺水肿。

（二）容量过多

定义：指体内总水量过多，常伴高钠，但循环血容量可能正常或降低。

1.病因及发病机制

（1）细胞外液再分布异常：见于各种原因引起的水肿和浆膜腔积液，循环血容量

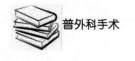

可降低,刺激口渴中枢促进 AVP 等分泌增多,加重水钠潴留。

（2）水钠排泄减少:如肾衰、原发性醛固酮增多症等。

2.临床表现及诊断要点

原发病表现突出,加上血钠和渗透压检查不难诊断。

3.治疗

（1）限制水钠摄入:钠摄入控制在 5~6g/d。水少于前日出水量 500ml。

（2）增加水钠排出:①呋塞米:20~40mg 口服,最大每天为 100mg。也可静脉用。每天不超过 400~600mg。②甘露醇:20% 甘露醇 250~500ml 静脉滴注,增强利尿效果和消除组织水肿。

（3）增加组织间液回流:

血浆白蛋白低于 30g/L 时,可适当补充白蛋白,10~40g,但半衰期短(4~6h),提高胶体渗透压有限,毛细血管通透性增高时可进入组织,需慎重。

二、电解质平衡紊乱

（一）低钠血症

定义:低钠血症是指血钠浓度 < 135mmol/L,伴血浆渗透压下降。分低血容量和正常血容量低钠血症。

1.病因及发病机制

（1）低血容量低钠血症:主要原因是丢钠多于失水,常见于 :①肾外丢失:大量胃肠液丢失的患者。②经肾丢失:利尿,手术后早期,脱盐作用,尿钠高。

（2）正常血容量低钠血症:①大量饮水、输液的患者钠可以被稀释。②肾衰竭、心力衰竭和肝硬化的患者,血容量增加可导致钠过度稀释。③肾上腺功能不全和抗利尿激素分泌异常综合征(SIADH)。④引起抗利尿激素分泌增多的肿瘤、脑部疾病、肺部疾病等。⑤也见于应用某些药物(氯磺丙脲,卡马西平,长春新碱,氯贝丁酯,阿司匹林、布洛芬和其他非处方镇痛药,加压素,催产素等)。

2.临床表现及诊断要点

可有恶心、呕吐、乏力,意识改变、昏迷等,同时血钠降低。

3.治疗

出现严重低钠血症(<110mmol/L)需要立即急诊处理,给予静脉补钠。经补液后收缩期血压仍然 < 90mmHg,应考虑存在低血容量性休克,需在血流动力学监测下补充血容量。找病因进行针对性治疗。对稀释型低钠患者可补充 3%~5% 高渗氯

化钠。

（1）输注速度先快后慢,总量分次给予;补钠估算公式:补钠量（mmol）＝0.6（女性0.5）×体重×［血钠正常值142－血钠实测值（mmol/L）］。

（2）低钠血症治疗中最重要的是避免纠正过快导致的渗透性脱髓鞘作用,出现瘫痪、失语等。多发生于纠正速度超过12mmol/L/天,少数即使在9～10mmol/L/天也有可能发生。

（3）急性或严重低钠血症患者在6小时内提高血清钠10 mmol/L,或血清钠目标值120～125mmol/L,可予3%氯化钠1～2ml/（kg·h）。第一个24小时每小时提高血清钠水平1～2mmol/L的速度输注,不超过12 mmol/L。

（4）慢性或很难估计病程的低钠血症患者应控制0.5mmol/L的速度以内建议8～12mmol/L/24小时以内,第一个48小时增高水平不超过20～25mmol/L。

（5）监测血钠水平,早期2～4小时一次,临床症状消失后4～8小时一次,直至正常。

（6）肾功能障碍引起的低钠血症主要靠透析。

（二）高钠血症

定义:低钠血症是指血钠浓度＞145mmol/L,伴血浆渗透压增高。分低血容量、正常血容量和高血容量高钠血症。

1.病因及发病机制

（1）低血容量高钠血症:水摄入不足或丢失过多。

（2）正常血容量高钠血症:原因同上。

（3）高血容量高钠血症:饮食和治疗原因。

2.临床表现及诊断要点

烦躁、乏力、神志改变、肌张力增高、可出现蛛网膜下腔出血和颅内出血。血生化判断高钠情况。

3.治疗

（1）若有有效循环血量不足或低血压,予以生理盐水、乳酸钠林格氏液、右旋糖酐扩容血流动力学稳定后补0.45%氯化钠。

（2）治疗导致水分丢失的原发病。

（3）纠正高渗状态:

①停用一切含钠液。水补充量（ml）＝4×体重×［血钠实测值－血钠正常值］。一般分为2～3天给予。

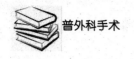

②在高钠血症纠正过程中应注意血清钠降低不宜过快。如过快的降低血清钠浓度,可导致脑水肿。出现昏迷,抽搐甚至死亡。

③急性高钠血症(起病数小时内)可以稍快,以每小时 1～2mmol/l 的下降速度。

④而对于发生较长或病史不清楚的患者血清钠降低速度最高不能超过每小时 0.5mmol/l,一般控制在每天下降 10～12mmol/l 左右。

(4)监测血钠水平,早期 2～4 小时一次,临床症状消失后 4～8 小时一次,直至血清钠到 145mmol/L。

(三)低钾血症

定义:低钾血症是指血清钾浓度 < 3.5mmol/L,一般 < 3.0mmol/L 的患者可出现严重临床症状。

1. 病因及发病机制

低钾血症的主要原因有:

(1)钾摄入不足,包括禁食或厌食、偏食。

(2)钾排出增多,如消化液丢失(呕吐、腹泻、使用泻药或结肠息肉)、尿液丢失等。

(3)钾分布异常,常见细胞外液稀释,某些药物能促进细胞外钾进入细胞内。

(4)临床上缺镁常伴同缺钾。

2. 临床表现及诊断要点

低血钾的临床症状不仅与血钾浓度有关,更重要的是与缺钾发生的速度和持续时间有关。

血钾浓度 < 3mmol/L 可能引起肌肉无力、抽搐、甚至麻痹,特别是心脏病患者,可出现心律失常。

除肌肉软瘫外,还存在腱反射减退。严重低钾最大危险是发生心脏性猝死。

3. 治疗

补钾常用剂型:氯化钾。

(1)补钾量:

血钾每降低 1mmol/L,体内钾缺失 300mmol/L。

(2)种类:①氯化钾:含钾 13.4 mmol/g,刺激性大,可导致高氯。氯化钾的配制及输注要求:NS50ml + 氯化钾 1.5g,中心静脉,1.5g/h。外周静脉补氯化钾 < 0.3%。②枸橼酸钾:含钾 9 mmol/g,肾小管酸中毒者宜用。③门冬氨酸钾镁:含钾 3.0 mmol/g,镁 3.5/g,补钾和镁。④谷氨酸钾:含钾 4.5mmol/g,肝功能衰竭所用。

（3）补钾要求：①经中心静脉补钾时补钾速度：氯化钾＜20mmol/h 。应每小时复查血钾，有心脏疾病患者血钾水平不宜低于4.2mmol/L。②持续心电监护，密切观察心电图变化。③肾功能正常：尿量＞30ml/小时，肌酐正常。④肾功能障碍的补钾速度减为正常者的50％。⑤肾功能正常的补钾标准。

4.注意事项

（1）不补钾：0.75g氯化钾IV/1h，1.5g氯化钾IV/1h，2.2g氯化钾IV/1.5h，3g氯化钾IV/2h。4.5g氯化钾IV/3h，通知上级医师停止所有补钾。

（2）补钾：①轻度低钾尽量采用口服途径。②严重低钾血症、胃肠吸收障碍或出现心律失常，甚至呼吸肌无力应该尽早静脉补钾。③细胞内外钾平衡约需15h，注意一过性高钾。

（四）高钾血症

定义：高钾血症是指血钾浓度＞5.5mmol/L，一般高血钾比低血钾更危险。

1.病因及发病机制

高钾血症的原因：

（1）肾脏功能障碍导致排钾过低。

（2）代谢性酸中毒。

（3）横纹肌溶解。

（4）限制肾脏排钾的药物。

2.临床表现及诊断要点

（1）高钾血症在心脏毒性发生前通常无症状。

（2）进行性高钾血症的心电图变化呈动态性：

①当血钾＞5.5mmol/L时ECG可出现QT间期缩短和高耸，对称"T"波峰。

②血钾＞6.5mmol/L时则可能表现为交界性和室性心律失常，QRS波群增宽，PR间期延长和"P"波消失。

③血钾浓度进一步升高可导致QRS波异常、心室颤动或室性停搏。

3.治疗

（1）轻度高钾血症（血钾＜6mmol/L）：

①减少钾的摄入。

②停用保钾利尿剂、β受体阻滞剂、非甾体类解热镇痛药（NSAIDs）或血管紧张素转化酶抑制剂（ACEI）。

③加用袢利尿剂增加钾排泄。

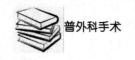

（2）严重高钾血症（血钾 >6mmol/L）：

①应首先考虑采取血液净化治疗。②其他处理：立即停止补钾。10% 的葡萄糖酸钙 10~20ml 静注 2~5 分钟，立即起效。持续约 10~30 分钟。5% 碳酸氢钠，静脉滴注，5~10 分钟起效，持续约 2 小时。50% GS 100~200ml 加 RI（4:1）静滴 15~30 分钟以上。30 分钟起效，持续约 4~6 小时。利尿剂：呋塞米 20~40mg，缓慢静注，5~15 分钟起效，持续 4~6 小时。

（3）急性或慢性肾衰伴高钾尤其有高分解代谢或组织损伤时，血钾 >5.0mmol/L 即应开始排钾治疗。

（五）镁代谢异常

①低镁血症 Mg^{2+} <0.75mmol/L 神经肌肉系统功能亢进。

②高镁血症 Mg^{2+} >1.25mmol/L 中枢和周围神经传导障碍，肌肉软，弱无力，应用 Ca^{2+} 剂对抗。

（六）磷代谢异常

低磷：<0.96mmol/L，神经肌肉症状如头晕，厌食，肌无力等。高磷：>1.62mmol/L，低钙表现为主。

三、酸碱平衡失调

（一）酸碱平衡的调节

临床血气分析符号、名称和正常

符号：pH PaO$_2$ PaCO$_2$ HCO$_3$（AB）SB – 名称，正常范围：酸碱度 7.35~7.45，动脉血氧分压：98~100mmHg，动脉血二氧化碳分压：35~45mmHg，碳酸氢根浓度：22~27mmol/L，标准碳酸氢根浓度：24mmol/L，45~55mmol/L $\mp$ 3mmol/L 22~29mmol/L BB 缓冲碱：BE，剩余碱：CO$_2$ CP SaO$_2$。

二氧化碳结合力氧饱和度（动脉血）98%。

1. pH 缓冲系统

机体运用血液中的 pH 缓冲系统来应付 pH 突然改变。

（1）红细胞系统：血红蛋白（Hb –/HHb）；氧合血红蛋白（HbO$_2$⁻/HHbO$_2$）；磷酸盐（HPO$_4$²⁻/H$_2$PO$_4$⁻）；碳酸盐（HCO$_3$⁻/ H$_2$CO$_3$）。

（2）血浆缓冲系统：碳酸盐（HCO$_3$⁻/ H$_2$CO$_3$）；磷酸盐（HPO$_4$²⁻/H$_2$PO$_4$⁻）；白蛋白（Pr/HPr）。

肺的调节作用:肺通过控制呼出 CO_2 调节血中的碳酸浓度。

肾脏的调节作用 $H^+ - Na^+$ 交换,HCO_3^- 的重吸收,分泌 NH_3 与 H^+ 结合成 NH_4^+ 排出,尿的酸化。

2.酸碱平衡的评估指标

(1)pH 和 H^+ 浓度是酸碱度的指标。

(2)动脉血 CO_2 分压($PaCO_2$)反映呼吸性因素对酸碱平衡的影响。

(3)标准碳酸氢盐(SB)和实际碳酸氢盐(AB)反映代谢性因素对酸碱平衡的影响。

(4)阴离子间隙(AG)血浆中未测定阴离子与未测定阳离子量的差。

(5)碱剩余(BE)在排除呼吸排除呼吸因素影响的条件下,反映血浆碱储的增减,因而反映代谢性酸碱紊乱的指标,正常值 3mmol/L。

(二)代谢性酸中毒

定义:代谢性酸中毒(metabolic acidosis)是指细胞外液 H^+ 浓度增加和(或)HCO_3 丢失而引起的以血浆 HCO_3 减少为特征的酸碱平衡紊乱。分正常 AG 正常型代酸和 AG 增高型代酸。

1.病因及发病机制

(1)代谢性酸中毒病因:

①代谢性产酸太多:缺血、缺氧—乳酸性酸中毒。②急性肾功能衰竭:排 H^+ 过程受阻。③高氯性酸中毒。④机体丧失碳酸氢根:肠瘘、胆瘘、胰瘘。

(2)代谢性酸中毒机体的代偿调节:

①血液的缓冲及细胞内外离子交换的缓冲代偿调节作用:HCO_3^- 因缓冲减少,$H^+ - K^+$ 交换,血钾升高。$H^+ + HCO_3 - H_2CO_3 CO_2 + H_2O$。

②肺的代偿调节:代谢性酸中毒时,血液中 H^+ 浓度升高,pH 降低,刺激外周化学感受器,反射性地兴奋呼吸中枢,呼吸加深加快,CO_2 排出增多,H_2CO_3 随而降低。

③肾脏的代偿调节:酸中毒时,肾小管上皮细胞中碳酸酐酶和谷氨酰胺酶活性增加,促使肾小管泌 H^+ 和 HCO_3^- 重吸收增加;泌氨和铵的形成与排出增加;HPO_4^{2-} 变成 $H_2O_4^-$ 增多,尿液 pH 值降低。

2.临床表现及诊断要点

(1)代谢性酸中毒临床表现:

呼吸 加深加快(50 次/分),呼吸有力,呼气中带酮味(最突出的表现)。循环面潮

红,心率加快,血压偏低。神经 疲乏、嗜睡。

（2）代谢性酸中毒实验室检查：

尿pH↓；动脉血气分析pH↓（＜7.35）；[HCO_3^-]↓↓；$PaCO_2$正常或轻度↓血清钾↑。

3. 治疗

（1）紧急处理：严重代谢性酸中毒处理，予呼吸循环支持，防治严重心律失常。

（2）治疗原发病。

（3）纠正酸中毒：

补充HCO_3^-：

①根据补充HCO_3^-决定：5% NaHCO₃（mmol）＝HCO_3^-的正常值（mmol/L）－测定值（mmol/L），体重（kg）:0.4。

②根据BE负值决定：每负一个BE值，补0.3mmol/Kg NaHCO₃，分次补给。无限液者补1.25% NaHCO₃，以避免高渗透压和高钠。其他11.2%乳酸钠、THAM等。

（4）补碱时注意防止纠酸后的低血钾与低血钙发生。

（三）代谢性碱中毒

定义：代谢性碱中毒（metabolic alkalosis）是指细胞外液碱增多或H丢失而引起的以血浆HCO_3^-增多为特征的酸碱平衡紊乱类型。

1. 病因及发病机制

（1）病因：①H丢失过多：持续性呕吐、长期胃肠减压、肾小管酸中毒。②H向细胞内转移：低血钾性碱中毒。③药物：使用利尿剂。

（2）机体的代偿调节：

①体液的缓冲和细胞内外离子交换：OH＋H₂CO₃/H₂PO₄⁻→HCO_3^-↑及pH↑，H—K交换→低钾血症（对PH作用不大）。②肺的代偿调节：呼吸抑制（限度$PaCO_2$≤55 mmHg）。③肾的代偿调节：泌H泌NH4减少，HCO_3^-重吸收减少；低钾性代谢性碱中毒尿液呈酸性称"反常性酸性尿"。

2. 临床表现

呼吸变浅变慢；神志谵妄、精神错乱、嗜睡；腱反射亢进、手足抽搐。

3. 治疗

（1）治疗原发病。

（2）纠正碱中毒：①低氯性碱中毒：输0.9%生理盐水，补充血容量。②低钾性碱中毒:补钾。③严重者:用精氨酸溶液。④血液透析:用低 HCO_3^- 和高 Cl^- 透析液。

（3）处理并发症:低钾、低钙、脱水（低渗）等。

（四）呼吸性酸中毒

定义:呼吸性酸中毒（respiratory acidosis）是指二氧化碳排出障碍或吸入二氧化碳过多引起的以血浆 H_2CO_3 浓度原发性增高（$PaCO_2$ 升高）为基本特征的酸碱平衡紊乱类型。失代偿时 pH 值下降。

1.病因及发病机制

（1）病因:

①呼吸道梗阻,②支气管痉挛,③急性肺水肿,④呼吸机使用不当。

（2）代偿调节:

①血浆缓冲,急性呼吸性酸中毒的代偿调节。②肾代偿（慢性呼酸主要代偿）:3~5 天后继发性 HCO_3^-↑,代偿极限 $HCO_3^- = 45mmol/L$。

2.临床表现

与起病速度和严重程度、原发病密切相关。急性呼吸性酸中毒临床表现:胸闷、气促、呼吸困难;缺氧、发绀;持续性头痛、昏迷;心律失常。慢性呼吸性酸中毒临床表现为睡眠失常,人格改变,震颤等。

3.治疗

急性呼吸性酸中毒:保持呼吸道通,治疗原发病,改善通气功能。慢性呼吸性酸中毒:改善肺功能。

（五）呼吸性碱中毒

定义:呼吸性碱中毒（respiratory alkalosis）是指肺通气过度引起的以血浆 H_2CO_3 浓度原发性减少为特征的酸碱平衡紊乱。

1.病因

（1）急性呼吸性碱中毒:①感染、发热、颅脑损伤或病变致过度换气。②人工呼吸机辅助呼吸时,通气过度。

（2）性呼吸性碱中毒:除上述原因外,妊娠、贫血、肝性脑病等。

2.代偿调节

（1）细胞缓冲（急性呼碱主要代偿）:

①细胞内外 H－K 交换 b 红细胞内外 HCO_3^- Cl 交换。结果:血钾降低,血氯增高。

② 肾的代偿调节(慢性呼碱主要代偿)。

3.临床表现

呼吸:胸闷,呼吸急促。

神经肌肉:手足、口周麻木感、手足抽搐,肌腱反射亢进,头晕、意识障碍——脑缺氧。

4.治疗

主要是原发病和适当镇静抑制呼吸。

（六）混合型酸碱平衡紊乱

定义:同时存在两种或两种以上的单纯性酸碱平衡紊乱称混合型酸碱平衡紊乱。

1.病因及分类

（1）二重性混合型酸碱平衡紊乱分类:

①酸碱一致型又叫相加型酸碱平衡紊乱,两种酸中毒或两种碱中毒合并存在,使pH向同一方向移动。

②酸碱混合型又叫相消型酸碱平衡紊乱,是指一种酸中毒与一种碱中毒合并存在,使pH朝相反方向移动。

（2）三重性混合型酸碱平衡紊乱分呼酸型和呼碱型。

2.临床表现及诊断要点

（1）根据PH 7.40 判断偏酸偏碱。

（2）使用预计代偿公式计算代偿范围。

（3）如有电解质紊乱计算 AG。

（4）目测法:①根据pH 7.40判断偏酸偏碱。②看 $PaCO_2$ 与 HCO_3 变化,判断酸碱失衡。③观察代偿变化与代偿极限距离。④接近代偿极限使用预计代偿公式。

第六章 手术病员营养支持

营养支持疗法是指在饮食摄入不足或不能摄入的情况下,通过肠内或肠外途径补充或提供维持人体必需的营养素。外科病人常因疾病、创伤或大手术,机体处于严重分解代谢,影响了一个或多个器官功能,并使神经、内分泌系统紊乱,以致发生营养障碍。而营养障碍反过来又加重了原发疾病,使病死率升高。不少外科危重病人最终的死罪不是疾病本身,而是营养衰竭。因此,应根据外科病人不同病情存在的不同营养状况,进行必要的营养补充。其目的:(1) 可以明显改善手术前病人的营养状态,提高手术耐受力和效果;(2) 减少病人术后并发症的发生;(3) 提高外科危重病人的救治成功率。

第一节 机体正常代谢的营养需求

一、能量需求

能量是营养需求的基础。正常成人一般每日约需能量7535kj(1800kcal),主要由食物中三大营养物质提供。其中,糖类是机体重要能量来源,占所需能量的50% ~ 60%。脂肪是体内主要的能源贮备,贮存的脂肪在需要时可被迅速动员进行氧化,提供较多的能量。蛋白质是人体结构的主要成分,一般情况下不作为能源利用。

1. 糖类

最重要的来源是每日膳食中的淀粉,它在消化道中被彻底水解为葡萄糖后吸收入血再进行氧化,成为外源性供能方式,每1克葡萄糖完全氧化分解可供能17kj(4.1kcal)。进入体内的葡萄糖,除了氧化供能以外,还可在细胞内综合成糖原贮存起来。人体许多组织细胞都能合成糖原,但以肝脏和肌肉的贮存量较多,分别称为肝糖原和肌糖原。脑组织主要依靠糖氧化提供能量,但其自身的糖原贮备很多,为维持脑组织旺盛的代谢需要,必须不断从血液中摄取葡萄糖。

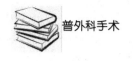

在空腹状态下,外源性供能已停止,此时只得依靠肝糖原分解成葡萄糖输送入血,形成内源性供能,以保证机体特别是脑、红细胞等依赖血糖的组织代谢的需要。肌糖缘由于缺乏葡萄糖 – 6 – 磷酸梅,不能分解为葡萄糖释放入血,仅能为肌肉组织本身的氧化供能。

依靠肝糖原分解来维持正常血糖浓度,最多不超过 24h。禁食 1d 后便依赖糖异生作用来补充血糖来源。糖异生的原料主要是乳酸、丙酮酸、甘油和某些氨基酸。肝脏是糖异生的主要器官,约占总量的 90%。

血液中葡萄糖的浓度必须维持恒定,空腹时正常血糖的浓度为 $3.9 \sim 6.2 mmol/L$。这种恒定是在神经系统和激素的调节下完成。交感神经的兴奋可使肝糖原分解,血糖升高。胰岛素能降低血糖,而肾上腺素、胰高血糖素、糖皮质激素、生长激素和甲状腺激素皆可通过不同机制升高血糖。

2. 脂肪

食物中的脂肪经消化道脂肪酶的作用,分解成甘油和脂肪酸。脂肪的主要生理功能是氧化供给能量,1g 脂肪完全氧化所释放的能量为 39kj(9.3kcal)。正常人饥饿时,以脂肪作为主要供能物质。禁食 1 ~ 3d 后由脂肪供给的能量可达身体所需能量的 85% 左右。

脂肪是经肝脏、许多激素和一系列酶的作用完成其代谢。如肾上腺素、生长激素、胰高血糖素及糖皮质激素都能激活脂肪酶,促进贮脂水解,提供能源。

二、蛋白质的需求

蛋白质生理功能主要包括:构成组织细胞的主要成分,儿童处于生长发育阶段,必须摄入含蛋白质比较丰富的膳食,才能维持其生长和发育;成人也必须摄入足够的蛋白质,才能维持其组织更新;组织创伤时,更需要蛋白质作为修复的原料;产生一些生理活性物质,如酶、多肽类激素、神经递质以及能防御微生物侵袭的免疫球蛋白等;氧化供能,每 1g 蛋白质在体内完全氧化可产生 17kj(4.1kcal)的能量。但这种生理功能在正常情况下由糖和脂肪所承担。

蛋白质元素组成的特点是含氮量相当接近,约为 16%,即 1g 氮相当于 6.25g 蛋白质。一般食物中的含氮量基本上反映其中蛋白质的含量,因此测定食物中的含氮量就可以计算出摄入蛋白质的量。

人体每天也有一定量的组织蛋白分解,生成的含氮物质主要由尿及粪排出。测出尿及粪中排出的氮量可以计算出组织蛋白质分解的数量。所以,对人体每日排出的氮量与摄入氮量进行测定计算,能了解人体蛋白质代谢状况。

（一）氮的总平衡

摄入和排出的氮量基本相等,表明组织蛋白质合成和分解处于平衡状态,是正常成人蛋白质代谢状态。为了维持氮总平衡,成人每日食物中需要含蛋白质40～60g。

（二）氮的正平衡

摄入氮量大于排出氮量。提示摄入的蛋白质除了补充消耗外,还有一部分构成了新的组织成分而保留在体内。儿童、孕妇和疾病恢复期病人属于此种情况。

（三）氮的负平衡

摄入氮量小于排出氮量。表明体内蛋白质分解量大于合成量。见于饥饿、慢性消耗性疾病、广泛组织损伤等危重病人。

非蛋白质热卡与氮的比值维持在628～837kj(150～200kcal);1g氮时,有利于合成蛋白质,而不被作为能量消耗,因此称为最佳热氮比值。

氨基酸是组成蛋白质的基本单位。体内利用20种氨基酸可以合成多种蛋白质,其中有8种氨基酸在体内不能合成,必须由外界供应,称为必需氨基酸。它们是亮氨酸、异亮氨酸、缬氨酸、赖氨酸、苏氨酸、蛋氨酸、苯丙氨酸和色氨酸,每日需要量至少6g。组氨酸虽能在体内合成,因合成量不足,尤其婴儿生长需要足够的组氨酸,即便成人长期缺乏氨酸,也会造成负氮平衡。所以,也应属于必需氨基酸。非必需氨基酸是指体内可自行合成,不一定需要由食物蛋白质供给。有些非必需氨基酸在体内合成率很低,当机体需要量增加时则需体外补充,称为条件必需氨基酸,例如精氨酸、谷氨酰胺、组氨酸、酪氨酸以及半胱氨酸等。机体在患病时因摄入减少,必需氨基酸来源不足,体内非必需氨基酸的合成会受到影响,因此从临床营养角度,补充非必需氨基酸和必需氨基酸具有相同重要的意义。

在8种必需氨基酸中,亮氨酸、异亮氨酸、缬氨酸都有侧链结构,又称为支链氨基酸(BCAA)。肝几乎不代谢支链氨基酸,而骨骼肌、心脏及脑组织可直接利用它们合成蛋白质及产生能量。

三、维生素的需要

维生素是维持人体健康必需的营养要素,它们不能在体内合成,或者合成的量不足以供应机体的需要,帮必须由食物供给。维生素的每日需要量甚少(常以毫克或微克汁),它们既不构成机体组织的主要原料,也不是体内供能的物质,然而在调整物质代谢、促进生长发育和维持生理功能方面却发挥着重要作用。

维生素主要包括水溶性和脂溶性 2 大类。水溶性维生素又几乎没有贮备。因此，必须注意每日食物中各种维生素的不断补充。

四、无机盐的需要

在组成人体的元素中，除主要以有机化合物形式出现的大量碳、氢、氧和氮元素外，还有其他含量较高的元素，如钠、钾、钙、镁、磷，它们在体内组成各种无机盐。无机盐在食物中分布广泛，一般都能满足机体需要。无机盐对维持机体内环境稳定及营养代谢过程都有特殊作用，其中与营养代谢关系密切的是钾及磷。另外，镁是许多酶的激活剂，在代谢中也有重要作用。

五、微量元素的需要

机体除需要以上无机盐以外，尚需要量微但具有生理作用的微量元素。主要包括铁、锌、硒和锰等。它们参与酶的组成、合成抗体、促进伤口愈合等。如锌参与 100 多种酶的组成，还能影响毛发生长及伤口愈合；铜也是酶的成分，与抗体生成有关，还可影响铁的代谢。

六、外科病人的代谢改变

（一）禁食饥饿状态下的代谢变化

在饥饿状态下，机体所需的外源性能量及营养物质缺乏。体内代谢随之发生一系列适应性变化，以维持其生存。

1. 内分泌变化

许多内分泌物质都参与了饥饿的反应；如饥饿时血糖下降，胰岛素分泌即减少；为维持血糖水平，高血糖素、生长激素、儿茶酚胺分泌增加，以加速肝糖原分解；受这些激素的支配，脂肪酶使脂肪水解增加，以提供内源性能源。内分泌的变化也使肌肉和脂肪组织对糖的摄取减少，促进氨基酸自肌肉动员、糖异生增加，为脑和其他需糖组织供能。

2. 能量贮备耗竭

在无外源供能的情况下，机体便动用自身组织供能。肝糖原是首选的供能物质，但其贮备量小，不足维持机体 24h 的能量需要，而肌糖原只能被肌肉自身利用；虽然体内最多的是蛋白质，但均以功能性组织和形式存在于体内（如肌肉、酶、血浆蛋白等），若大量丢失，必然产生明显的功能障碍；脂肪由于贮备量大，供能密度高，其消耗又与器官功能关系不大，因此脂肪组织是饥饿时最主要的内源性能源。

3.氨基酸代谢及糖异生

饥饿早期,糖是某些重要器官和组织(中枢神经、脊髓、血细胞等)主要或唯一的能源物质。肝糖原在24h内即被耗尽,此时主要靠异生过程提供葡萄糖。氨基酸是糖异生的主要底物,若这种糖异生持续存在,体内蛋白质势必很快被消耗,以致功能衰竭而危及生命。所以在饥饿后期,机体产生适应性变化,脑组织逐渐适应于由脂肪氧化而来的酮体代替葡萄糖作为能量来源。由于酮体的利用,减少了用于糖异生的蛋白质的分解,此时每天氮排出量下降至最低水平,仅2~4g。

4.脂肪代谢

脂肪水解供能是饥饿时重要的适应性改变。肌肉人、肾及心脏等可以直接利用游离脂肪酸及酮体。游离脂肪酸不能通过血脑屏障,但脂肪酸可在肝内转化为酮体,成为包括脑组织在内的大多数组织的重要能源。这种现象在饥饿后期最明显。

5.内脏改变

长期饥饿使内脏发生一系列变化。肾由于尿素生成减少,肾浓缩功能消失,出现多尿和低比重尿。肝成为糖异生的重要器官,饥饿使肝含脂量减少和奥古蛋白丢失。胃肠运动减弱和排空时间延长,胰酶生成减少。肠黏膜上皮再生延缓,黏膜萎缩。心肌代谢乳酸盐相关酶减少,利用乳酸能力下降,出现心功能不全。

(二) 创伤或严重感染时的代谢改变

创伤或严重感染在外常见。重创后的机体为维持生命,往往通过神经－内分泌改变来调节全身代谢,即应激反应。而应激反应的最终结果是导致能量代谢与蛋白质代谢的变化。

1.能量代谢增高

应激状态下的肌体,因交感神经高度兴奋,心率及呼吸加快,肝内化学过程回事和发热等都使能耗增加。其增加程度与应激程度呈正相关。肝糖原异生作用加强,糖的生成成倍增加,而不被胰岛素抑制,为胰岛素阻抗现象。所谓胰岛素阻抗,是指无论血浆胰岛素水平如何,原先对胰岛素敏感的组织变为不敏感,导致细胞对葡萄糖的通透性降低,组织对葡萄糖的利用减少,导致高血糖。

应激状态下脂肪动员加速,成为体内主要的能源。组织对脂肪酸的利用增强,血内游离脂肪酸和甘油水平都增高。

2.蛋白质(氨基酸)分解代谢加速

创伤时不仅蛋白质分解代谢增加,蛋白质的合成代谢亦增加,但总的来说是分解超过合成;若同时存在饥饿状态,则蛋白质的分解代谢更明显。尿氮增加,出现负氮

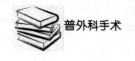

平衡。

第二节　病人营养状态的评估

在确定是否需要进行营养治疗之前,应对病人的营养状态进行评估;施行营养治疗后,亦需通过营养状况评定以衡量营养治疗的效果。

一、主要评估内容

（一）病史

当经历大手术创伤、严重感染或慢性消耗性疾病等,常使病人较长时间不能正常饮食或消耗、丢失明显。

（二）体重

体重测量简单易行,一般可直接反映机体的营养状况。应根据病前 3 ~ 6 月的体重变化加以判断。当实际体重仅为理想体重的 90% 以下时,即可视为体重显著下降。

（三）体质指数（body mass index,BMI）

BMI = 体重（kg）/身高（m）,理想值介于 18.5 ~ 23, <18.5 为消瘦, >23 为超重。

（四）测量三头肌皮皱厚度（TSF）和上臂肌肉周径（AMC）

骨骼肌在人体瘦组织群内占据最大比重。体内脂肪的含量反映能量贮备情况。因此,骨骼肌及皮下脂肪的测量数据是营养状态的定量指标。测量项目通常包括三头肌皮皱厚度和上臂肌肉周径等。

（五）内脏蛋白测定

营养不良时血浆蛋白含量均减少。其血浆浓度变化与蛋白质的半寿期有关。内脏蛋白检测分析血浆白蛋白、运铁蛋白和维生素结合蛋白等。

1. 白蛋白

血浆白蛋白是临床判断营养状态的常用指标。浓度低于 35/L 提示营养不良。由于半衰期较长（20d）,所以对营养状态的短期变化不敏感。

2. 转铁蛋白

运铁蛋白半衰期为 8d,反映营养不良比白蛋白敏感。正常值为 2.0 ~ 2.5g/L。1.8 ~ 2.0g/L 为轻度营养不良;1.6 ~ 1.8g/L 为中度营养不良；<1.6g/L 为重度营养

不良。

3.前白蛋白

前白蛋白的半衰期最短(2d),故其数值能及时反映营养不良或恢复程度。正常值为 0.18 ~ 0.45g/L。0.14 ~ 0.16 为轻度营养不良;0.10 ~ 0.14 为中度营养不良;< 0.10 为重度营养不良。

(六) 免疫状态测定

营养不良者常兼有体液和细胞免疫功能的降低,以后者为主。目前应用于临床的免疫功能测定有两种方法:

1.迟发型超敏皮肤反应

迟发型超敏皮肤反应是常用的细胞免疫功能测定。各取 0.1ml 抗原(包括结核菌素、腮腺炎病毒、链激酶－链球菌脱氧核糖酸酶等),分别在前臂掌侧的不同部位作皮内注射,若 24 ~ 48h 后局部皮肤出现硬结或红斑直径≥5mm 者为阳性,试验中两项阳性反应者,提示有免疫反应性。反之,全阴性称为免疫无反应性。人体细胞免疫能力与阳性反应程度呈正比。

2.淋巴细胞总数

是反映细胞免疫状态的一项简易指标。周围血的淋巴细胞总数 = 白细胞总数 × 淋巴细胞百分率。若淋巴细胞总数低于 $1500/mm^3$ 则提示免疫功能不良。

3.T 细胞亚群和自然杀伤细胞活力

营养不良时,T 辅助和自然杀伤细胞量和活力均可下降。

(七) 氮平衡

通过氮平衡测定蛋白质分解和合成状态,虽然不够精确,但至今仍被视为动态监测营养治疗效果的最好方法。它的变化基本上与营养状态呈平行关系。

测定 24h 尿中尿素氮,可基本反映体内蛋白质分解量。此外,经皮肤、呼吸、粪便也丢失少量的氮。摄入氮量可按 6.25g 蛋白质 =1g 氮来进行计算:

氮平衡(g/d) = 24h 摄入氮量(g/d) － 24h 总氮丧失量(g/d) = 蛋白质摄入量/6.25 － [24h 尿中尿素氮(g/d) +3g]

上述公式中,数值3g 代表从呼吸、皮肤等丧失的非尿素氮的氮量。另外,病人每排粪便一次,应在公式的丧失量中加 1g 氮,以代表从粪便中丧失的氮量。

普外科手术

二、营养支持原则

（一）适应证

外科病人因疾病、麻醉、手术及手术前后的处理，都不同程度影响了营养状况，可能出现营养不良。凡外科病人出现下列情况之一时，可提供营养支持：①近期体重下降大于正常体重的 10%；②血浆白蛋白 <30g/L；③连续 7 天以上不能正常进食；④已明确为营养不良；⑤具有营养不良风险或可能发生手术并发症的高危病人。

（二）途经

可分肠内营养和肠外营养二种。若病人存在或部分存在肠道功能，应首选肠内营养支持方式，而不是采用肠外营养。

（三）营养素种类

提供的营养素应全面，包括糖类、脂肪、氨基酸和其他营养素等。

（四）监测

注意监测病人各种营养指标，以评估治疗效果，修正治疗方案。

第三节　肠内营养

肠内营养（enteral nutition，EN）是营养支持的首选途径。肠内营养制剂经肠道吸收入肝，在肝内合成机体所需的各种成分，整个过程符合生理，也无明显的并发症。凡对不能或不愿经口进食，而胃肠功能良好者，可将喂饲管自鼻腔入胃内、肠内或经胃造口、高位空肠造口，进行管饲。

一、营养制剂分类

肠内营养所含的各种营养素齐全，包括碳水化合物、蛋白质、脂肪或其分解产物，也可含生理需要量的电解质、维生素和微量元素等，能基本满足病人的生理需要。

制剂分粉剂及溶液两种，前者需加水后使用。两种溶液的浓度为 24%，可供能量 4.18kJ（1kcal）/ml。EN 制剂基本可分两类：

（一）以整蛋白为主的制剂

其蛋白质源为酪蛋白或大豆蛋白，碳水化合物源为麦芽糖、糊精，脂肪源为玉米油

或大豆油。不含乳糖。适用于胃肠道功能正常者。

（二）以蛋白水解产物（或氨基酸）为主的制剂

其蛋白源为乳清蛋白水解产物、肽类或结晶氨基酸，碳水化合物源为低聚糖、糊精，脂肪源为大豆油及中链甘油三酯。也不含乳糖。适用于胃肠道消化、吸收功能不良者。

二、适应证

（一）胃肠功能正常但营养物质摄入不足或不能摄入者

如昏迷病人、大面积烧伤、复杂手术后及胃肠道功能正常的危重病人等。

（二）胃肠功能不良者

如消化道瘘、短肠综合征等。对有消化道瘘的病人，营养液最好能输至瘘口的远端肠道。若营养液输入后使肠瘘引流量大增，则应改用肠外营养。急性重症胰腺炎病人，由于病程很长，在病情稳定后（约发病后 3～4 周），可经空肠造瘘口或鼻腔肠管输入营养液。

（三）胃肠功能基本正常但伴有其他脏器功能不良者

如糖尿病或肝肾衰竭。

（四）禁忌证

对伴有腹泻、消化道活动性出血及肠梗阻病人应禁用肠内营养。

（五）输入途径

由于肠内营养制剂均有特殊气味，病人常不愿品服，或口服量不能达到治疗剂量，故肠内营养的输入途径主要靠管饲。置管的方法很多，最简单的是鼻胃管，也可鼻十二指肠管和鼻腔肠管，营养液可直接进入肠道。空肠造口管也是常用的输入途径。

三、并发症

肠内营养很少发生严重并发症，运用得当比较安全。常见的并发症有：①鼻胃管移位和胃内容物潴留所致的误吸。常见于年老体弱、昏迷或胃潴留病人，当通过鼻胃管输入营养液时，可因呃逆后误吸，继而导致吸入性肺炎，这是较严重的并发症。②容易导致腹胀和腹泻。与渗透压较高、输入速度过快及溶液浓度过高有关。其中输入速度太快是引起症状的主要原因。

四、护理措施

（一）营养全面

按要求选择合适的营养制剂。

（二）预防感染

如为自行配制溶液,配制时应注意清洁,并在24h内用完。以防细菌系列,引起腹泻及肠道感染。

（三）配置浓度

用管饲连续滴注时,开始病人常不易适应。应从低浓度形如,最初为12%浓度,逐日增加,3~4d后达到24%浓度。

（四）滴注速度

肠内营养液应用初期每小时以40~50ml的速度滴注,以后逐渐加快。一般每小时的进入量不超过100ml。1d总液体量约2000ml。要避免一次大量推注营养液,以免发生腹胀、腹泻。如发生恶心呕吐可减慢速度,或停止12~24h。

（五）营养液的温度

滴注的营养液应恒定在40℃左右,如温度低于30℃会引起腹痛与腹泻。

（六）注意事项

在实施胃肠内营养时应注意:①妥善固定鼻-胃管,防止胃内容物潴留;②病人可取半卧位,夜间或眨眼时可停止管饲,以避免因鼻胃管移位或胃内容物反流而造成的误吸;③营养液停输30分钟后,若回抽液量>150ml,则考虑有胃潴留存在,应暂停鼻胃管灌注;④保持鼻喂饲管的通畅,以防任何原因导致的管腔阻塞;⑤输注导管应每天更换,否则易发生细菌污染。

第四节　肠外营养

肠外营养(parenteral nutrition,PN)系指通过静脉途径经予病人每日所需的全部营养素,是营养治疗的一种方法。该方法不但能够提供足够的热量、氨基酸和各种必需的营养物质,防止或减少体内蛋白质的消耗,促进康复。还可使机体得到正常的生长发育,氮正平衡,伤口愈合和体重增加。

一、适应证

凡不能或不宜经口摄食超过 5~7d 的病人,都是肠外营养的适应证。

(一)急性肠道炎性疾病

急性肠道炎性疾病病人可有厌食、不同程度的发热及腹泻,严重者有消化道出血、穿孔和腹内感染。此时用 PN 能提供营养,可使肠道得到休息,有利于疾病的缓解。

(二)短肠综合征

广泛切除(>60%)小肠,可导致严重的营养吸收障碍,出现腹泻、胆盐吸收障碍及营养不良。所以,对短肠综合征病人,一般需长期肠处营养支持。

(三)急性胰腺炎

急性重症胰腺炎常有胰腺组织广泛坏死,大量渗出及腹膜炎,并出现全身感染,病程常超过 1 个月。过早恢复口服饮食可能使病情反复、加重。因此,PN 成为术后早期营养支持的主要措施。

(四)大面积烧伤

在大面积烧伤早期 3~5 天内,胃肠道功能受抑制,进食量减少;大面积烧伤时代谢率升高明显,丢失大量蛋白质;烧伤后并发胃肠道应激性溃疡、胰腺炎等都可应用肠外营养。

(五)严重感染及脓毒症

严重感染后神经内分泌的变化使分解代谢明显亢进,热量和氮需要量明显增加。有必要通过 PN 增加蛋白质与热能的补充。

(六)急性肾衰竭

以往对急性肾衰竭病人的蛋白质摄入有严格限制,以防血尿素氮升高,但易导致营养不良,病死率较高。目前临床强调营养支持,主张补充糖类及必需氨基酸,使蛋白质合成增加。但须限制入水量 <1500ml/d。

(七)营养不良或可能发生营养不良的高危病人

对一些慢性消耗性疾病,如反复发作性粘连部分肠梗阻,常采用非手术治疗获得症状的缓解或治愈,其主要的治疗措施之一就是 PN。肿瘤病人回激素与肿瘤的需要,额外的能量消耗增加。同时,由于免疫机制改变,急性期蛋白质合成增加,加大了蛋白质的需要量。而病人因心理等因素影响了进食,造成不同程度的营养不良。因此,营

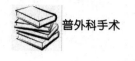

养支持在肿瘤病人的治疗中占有重要的地位。

二、营养液成分

PN 的基本成分包括糖类、脂肪、氨基酸、维生素、无机盐和微量元素等。

(一) 能量物质

葡萄糖是肠外营养的主要能源物质。机体所有器官、组织都能利用葡萄糖能量，补充葡萄糖 100% 24h 就有显著的节省蛋白质的作用。但 PN 常用的是高浓度(25% ~ 50%)葡萄糖溶液，对静脉壁有较大刺激;机体利用葡萄糖的能力有限，为 5mg/kg/min，过量或过快可导致高血糖、糖尿，甚至高渗性非酮性昏迷;创伤、感染等严重应激状态下的危重病人，因对糖利用率下降，如单一使用大量高渗葡萄糖，极易造成高血糖。

脂肪乳剂是 PN 的另一重要能源。以大豆或红花油为原料，磷脂为乳化剂。脂肪乳剂与葡萄糖相比，它具有许多优点:其理化性能稳定，脂肪微粒直径与机体乳糜相同;溶液接近等渗，可经周围静脉输入;脂肪能量密度大，供热充足，尤其适合于糖代谢受限制、脂肪氧化代谢加快的创伤、感染病人。故 PN 配制时应用由脂肪及葡萄糖构成的混合能源，二者的比例约为 1:2 ~ 2:3，并配制成含所有营养物质的混合液。

(二) 复方氨基酸溶液

是按合理模式(人乳或鸡蛋白)配置的结晶，左旋氨基酸溶液。这种溶液纯度高、不含肽类、含氨低，可被充分用于蛋白质合成，不良反应少，是 PN 的唯一氮源。复方氨基酸的配制模式按临床不同需要而定，可分为支持用的平衡氨基酸液及适用于肾衰竭、肝衰竭、创伤病人的特殊氨基酸液。平衡氨基酸是按人乳、鸡蛋白内的氨基酸组成模式配制而成。在溶液中所含氨基酸除含有必需氨基酸(占 40% ~ 50%)外，还有非必需氨基酸(占 50% ~ 60%)。较多地提供非必需氨基酸有利于机体合成蛋白质，谷氨酰胺还具有促进氮平衡的作用。用于急性肾衰竭营养液，其氨基酸系含有 8 种必需氨基酸和少量精氨酸、组氨酸等;肝衰竭的氨基酸溶液含较高浓度支链氨基酸，而芳香氨基酸较少。用于严重创伤或危重病人的制剂中含有更多的支链氨基酸，或含谷氨酰胺二肽。

(三) 电解质

PN 时应注意同时补充的电解质主要是钾、钠、氯、钙、镁产磷 6 种。相应的溶液有 10% 氯化钾、10% 氯化钠、10% 葡萄糖酸钙、25% 硫酸镁和 13.6% 磷酸二氢钾。

（四）维生素及微量元素

较长期使用 PN 的病人,可能有维生素及微量元素缺乏。但其缺乏症的表现往往没有特异性,不易被察觉。临床上则以预防性使用为原则。维生素制剂含水溶性和脂溶性维生素共 12 种。常用的微量元素复合液有锌、铜、铬、碘等多种元素。用于 PN 的维生素和微量元素均分别制成复合液,每支注射液包含正常人各种维生素和微量元素的每日需要量。

（五）生长激素

基因重组的人生长激素具有明显的合成代谢作用。对于特殊病人(烧伤、短肠综合征、肠瘘等)同时应用生长激素能增加肠外营养的效果,利于伤口愈合和促进康复。常用量为 8～12U/d,一般不宜长期使用。

三、输入途径

（一）周围静脉

因周围静脉血流缓慢,如长时期或高浓度溶液输入易损伤静脉内膜,导致静脉炎,所以主要用于以中浓度(10%)葡萄糖组成的 PN 输入。但也不能长期输注,一般少于 2 周。

（二）中心静脉插管

常经锁骨下静脉和颈内静脉置管。因深静脉直径大、血液流速快,输入的液体能被快速稀释而不易损伤静脉内膜,故可输入以高浓度(25%～50%)葡萄糖作为主要能源的 PN,可 24h 连续滴注,并可较长期使用。

四、输入方式

（一）全营养混合液

将每天所需要的营养物质,在无菌环境中按次序混合入由聚合材料袋或玻璃容器后再输入。其优点:①以较佳的热氮化比和多种营养素同时进入体内,增加节氮效果。②简化输液过程,节省护理时间。③降低代谢性并发症的发生率;④减少污染机会。

（二）单瓶

在不具备全营养混合输入的条件下,可采用单瓶输入方式。但由于各营养液非同步输入,不利于所供营养的有效利用。也可因单瓶输入高渗性葡萄糖或脂肪乳剂而并发代谢性并发症,如高糖或高脂血症。

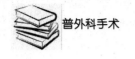

五、并发症

肠外营养的并发症可以分为三类:技术性、代谢性和感染性。对 PN 并发症的及时预防和处理,将直接关系到 PN 的疗效。

(一)技术性并发症

各种技术性并发症均与中心静脉置管有关。其中多数发生在挺好管过程中,也有因导管护理不当引起。常见有:

1. 气胸、血胸、液胸

气胸多发生在置管时病人体位不恰当、穿刺方向不对,以致刺破组织而发生气胸。如果导管穿破静脉及胸膜,血液可流人胸腔,或营养液输入胸腔引起血胸或液胸。所以,术者应熟悉深静脉及其周围组织的解剖,掌握准确的穿刺技术,正确安置病人的体位,才能避免上述并发症的发生。

2. 空气栓塞

在病人胸腔呈明显负压情况下(中直立体位、深吸气时),作穿刺置管、更换输液系统或连接管脱离,空气可逸入静脉。一旦发生后果非常严重,如:经 14 号针头进入腔内的空气量 1 秒钟内可达 100ml,能直接致死。故置管时须注意病人体位,并嘱病人平静呼吸。导管护理时要防止接头脱开。

3. 静脉血栓形成

该并发症多与导管质量及疾病有关。表现为劲根部肿胀或手臂增粗、静脉压升高、颈静脉充盈等。发生后应忙拔除导管,必要时用肝素、链激酶治疗。

(二)代谢性并发症

与代谢有关并发症有高渗性非酮性昏迷、高血糖或低血糖、电解质紊乱以及微量元素缺乏。其中最严重的是高渗性非酮性昏迷,主要由于在单位时间内输入大量高浓度葡萄糖,而内生胰岛素一时不能相应增加,此时糖代谢的平衡难以调节;同时,血液内高浓度的葡萄糖可引起渗透性利尿,造成失水、电解质紊乱和中枢神经功能失调,病人出现昏迷,但尿内无酮体。预防方法一般可先用低浓度葡萄糖溶液,逐日增加浓度,使机体能够逐渐适应,以致分泌足够的胰岛素。也可在营养液中加入适量的胰岛素,防止血糖过度升高,促进机体对葡萄糖的利用。一旦发生高渗性非酮性昏迷,应立即停输含有高渗葡萄糖的营养液,高渗的葡萄糖在混合液中被稀释,葡萄糖呈缓慢输入,机体基本能充分调节和利用,使该类并发症极少发生。

（三）感染性并发症

导管性脓症是 PN 的最常见、最严重的并发症。原因有：①置管时没有遵循严格的无菌技术；②营养液是细菌繁殖的良好培养基，一旦导管护理不当，极易成为感染源；③导管成为血管内异物；④营养液配制过程或输注过程受细菌污染；⑤病人本身存在感染灶。在 PN 治疗过程中如出现不明原因的寒战、高热，则应认为已经存在导管性感染，应立即拔除导管，同时做血培养和导管头端培养。大多数病人在拔管后体温很快恢复正常，不需使用抗生素。若导管和血培养为细菌阳性，则为导管性脓毒症，需立即抗生素治疗。

六、护理措施

（一）安全置管和正确的输注方式

根据病人的心理反应进行心理护理，使其对静脉穿刺和营养补充的方式有一个心理适应和调整过程，并做好置管区的皮肤准备。

备好置管所需的物品，如导管、输液泵、终端过滤器等。为了能长期留置中心静脉导管，降低导管并发症发生率，选择质量上乘的导管显得相当重要。目前困兽犹斗炫静物是由硅胶管或硅化的聚丙乙烯和聚氯乙烯导管，而硅化聚氯酯导管质量更好，可在体内保存 1 年以上。

静脉营养液一盘可用常规输液方法。但在特殊情况下，如急性肾衰、心衰要限制入水量时，或重度高血糖病人滴注胰岛素时，则需应用微量输液泵控制输入速度。

为阻止营养液中的大颗粒物质及细菌进入静脉，可在输液系统与静脉导管之间放置终端过滤器。但在应用含有脂肪乳剂的营养液时，可选用孔径在 $1.2\sim1.5\mu$ 的终端过滤器。

选择适合的置管静脉，将病人安置于正确的体位。穿刺时注意观察病人的任何不适反应，指导病人正确的呼吸方式。置管成功后观察输液管内血液回流和输注是否顺利，以了解输液管的通畅情况。用无菌 3M 胶布密封和固定导管。

（二）营养液的配置和管理

PN 的配制，应在层流环境中按无菌操作技术新鲜配制，并置 4℃ 冰箱内备用；保证配制的营养液在 24h 内输完；全营养混合液输入过程应保持连续性，期间不宜中断，以防污染；避免长时间暴露于阳光和高温下，以防变质。

（三）导管护理

为预防导管性脓毒症，护理时应强调营养液导管的专用性，不得以任何理由挪作

他用。每天检查导管的固定情况,有无扭曲、裂损。每天按无菌操作要求更换输液管及滤过器;每日更换伤口敷料或伤口行封闭性固定。密切监测体温的变化,当病人出现寒战、高热而无其他感染源发现时,应疑为导管性感染,立即拔出导管,同时做血培养及导管头端细菌培养和药敏。

（四）预防代谢性并发症发生

1. 观察和记录

应随时注意观察病人的神志改变,有无水、钠潴留或脱水,有无低钾、低钙的表现,有无发热。准确记录 24h 出入液量。

2. 控制输液速度

应力求均匀输入营养液,以防高血糖的发生;对需限制入水量者宜用输液泵,便于调节速度。当需要停止含高渗葡萄糖的营养液时,应缓慢减速或输入等渗葡萄糖作为过渡,以防止发生延迟性低血糖。

3. 监测

定时测定氮平衡、血糖及电解质浓度,为 PN 的配方提供依据。定期了解肝肾功能、作血气分析。

（五）指导病人进行家庭肠外营养

对于一些需长期肠外营养、病情允许的病人（如短肠综合征、肠道炎性疾病等）,可以不必住院而在家庭内进行肠外营养。对这些病人应首先评估其处理能力,以便采取不同的护理系统满足其治疗性护理需要。帮助病人及家属理解 PN 的程序,辅导和训练他们掌握最基本的无菌技术,自行完成营养液配制和导管护理等。

第七章 手术创伤输血及外科麻醉

第一节 手术创伤输血

一、浓缩红细胞

用于需要提高血液携氧能力,血容量基本正常或低血容量已被纠正的患者,低血容量患者可配晶体液或胶体液应用。

① 血红蛋白 >100g/L,可以不输。

② 血红蛋白 <70g/L,应考虑输。

③ 血红蛋白在 70～100g/l 之间,根据患者的贫血程度、心肺代偿功能、有无代谢率增高以及年龄等因素决定。

二、血小板

用于患者血小板数量减少或功能异常伴有出血倾向或表现。

① 血小板计数 $>100 \times 10^9$/L,可以不输。

② 血小板计数 $<50 \times 10^9$/L,应考虑输。

③ 血小板计数在 $50～100 \times 10^9$/L 之间,应根据是否有自发性出血或伤口渗血决定。

④ 如术中出现不可控制的渗血,确定血小板功能低下,输血小板不受上述限制。

三、新鲜冰冻血浆(FFP)

用于凝血因子缺乏的患者。

① PT 或 APTT >正常 1.5 倍,创面弥漫性渗血。

② 患者急性大出血输入大量库存全血或浓缩红细胞后(出血量或输血量相当于患者自身血容量)。

③ 病史或临床过程表现有先天性或获得性凝血功能障碍。

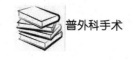

④ 紧急对抗华法林的抗凝血作用(FFP:5~8ml/kg)

四、全血

用于急性大量血液丢失可能出现低血容量休克的患者,或患者存在持续活动性出血,估计失血量超过血容量的30%。

回输自体全血不受本指征限制,根据患者血容量决定。

(1) 红细胞的主要功能是携带氧到机体的组织细胞。贫血及血容量不足都会影响机体氧输送,但这两者的生理影响是不一样的。失血达总血容量30%才会有明显的低血容量表现。年轻体健的患者补充足够液体(晶体液或胶体液)就可以完全纠正其失血造成的血容量的不足。全血或血浆不宜作扩容剂。血容量补足之后,输血目的是提高血液的携氧能力,首选红细胞制品,晶体液或并用胶体液扩容,结合红细胞输注,也适用于大量输血。

(2) 无器官器质性病变的患者,只要血容量正常,红细胞压积达0.20(血红蛋白>60g/L)的贫血不会影响组织氧合。急性贫血患者,动脉血氧含量的降低可以被心输出量的增加及氧离曲线右移而代偿;当然,心肺功能不全和代谢率增高的患者应保持血红蛋白浓度>100g/L以保证足够的氧输送。

(3) 手术患者在血小板>50×10^9/L时,一般不会发生出血增多。血小板功能低下(如继发于术前阿司匹林治疗)对出血的影响比血小板计数更重要。手术类型和范围、出血速率、控制出血的能力、出血所致后果的大小以及影响血小板功能的相关因素(如体外循环、肾衰、严重肝病用药)等,都是决定是否输血小板的指征。分娩妇女血小板可能会低于50×10^9/L(妊娠性血小板减少)而不一定输血小板。因输血小板后的峰值决定其效果,缓慢输入的效果较差,所以输血小板时应快速输注,并一次性足量使用。

(4) 只要纤维蛋白质浓度大于0.8g/l,即使凝血因子只有正常的30%,凝血功能仍可维持正常,即患者血液置换量达全身血液总量,实际上还会有三分之一自体成分(包括凝血因子)保留在体内,仍然有足够的凝血功能。应当注意,休克没得到及时纠正,可导致消耗性凝血障碍。FFP的使用,必须达到10~15ml/kg,才能有效。禁止用FFP作为扩容剂,禁止用FFP促进伤口愈合。

第二节　外科麻醉

麻醉(anesthesia)一词源自希腊文(an negative + aisthesis sensation)，即感觉失却。麻醉是人类在不断地与外伤和手术引起的疼痛进行斗争的实践中发展起来的，是随着外科、骨伤科、妇产科、五官科等学科向纵深发展而不断发展，并成为各临床学科发展的重要前提和支柱。150 年前现代麻醉学的发展当初，麻醉主要是以吸入麻醉药乙醚、氧化亚氮和氯仿给病人应用达到疼痛感觉消失，以配合外科手术的进行。经过近一个半世纪的发展，特别是近半世纪的研究，麻醉一词已不单是消除疼痛，而且还含有保障病人安全、为手术创造良好条件和扩大到对某些异常病情(如恶性高热、ARDS等)进行治疗。

现代麻醉学是运用生理学、药理学、医用物理学、应用解剖学和临床医学结合病理生理学发展起来的专门学科。它将这些学科内容融合起来，形成跨许多学科的边缘学科，既有丰富的基础理论，又有许多临床操作，内容丰富多彩。但是，在外科学教材中只讨论临床常用的麻醉方法、重症监测治疗、复苏的基本概念和疼痛治疗的基本知识。

外科麻醉是用药物或非药物的方法使病人整个机体或机体的一部分暂时失去感觉的手段。其基本任务是消除手术所致疼痛，保障手术中病人的安全，并为手术创造良好的工作条件。因此，麻醉水平的优劣将直接关系到病人的安危和手术的成败。

一、麻醉发展简史

麻醉在我国已有 2000 多年的历史。在中医药学中有很多关于古代镇痛与麻醉记载的经典著作。

(1) 春秋战国时期的《内经》中已有针刺治疗头痛、牙痛、耳痛、腰痛和关节痛的记载。

(2) 公元 200 年，后汉名医华佗认真总结了前人的实践经验，用酒送服"麻沸散"进行全身麻醉，实施剖腹等许多较大手术。《后汉书·华佗传》载："疾发结于内，针药所不能及者，乃令先以酒服麻沸散，既醉无所觉，因刳破腹背，抽割积聚。若在肠胃，则断截湔洗，除去疾秽，既而缝合，傅以神膏，四五日创愈，一月之间皆平复。"这是中外医学史上在全身麻醉下行外科手术较早的记载。

(3) 公元 1759 年清代赵学敏在《串雅内编》中介绍了由草乌、川乌、天南星、蟾

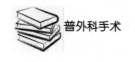
普外科手术

酥、番木鳖等组成的"开刀麻药方"和以羊踯躅、茉莉花根、当归、菖蒲等组成的"换皮麻药方"。

（4）中西医结合在麻醉学领域中也取得了很大成绩,1958 年我国医务和科研工作者应用针刺镇痛代替药物麻醉施行手术获得成功。这一麻醉方法的问世立即引起国内外很大的反响。1966 年全国针刺麻醉工作会议将针刺麻醉镇痛的课题列为国家重大科研项目。目前针麻进入了基础理论高层次的研究,针刺镇痛原理的研究深入到分子生物学的水平。

（5）1970 年徐州医学院成功应用中药辅以镇静镇痛药物进行了全身麻醉,使埋没多年的中药麻醉重新用于外科手术。这是我国继针刺麻醉后在麻醉领域中又一中西医结合的典范。

（6）在古代的印度、巴比伦、希腊等国,也曾采用大麻、曼陀罗、阿片等进行镇痛与麻醉。此外还采用了冷冻、放血等方法来辅助实施手术,但这些方法极不安全,手术死亡率很高,未能在临床推广。

（7）1846 年 10 月 16 日,美国牙医 Willian T G Morton 在麻省总医院使用乙醚进行吸入麻醉取得成功,这种安全、可靠的麻醉方法很快得以推广,从此开创了现代麻醉的新纪元。随后,麻醉技术获得了迅速的发展,静脉麻醉、局部麻醉、硬脊膜外麻醉、蛛网膜下腔麻醉等方法得以发明和改进。现代临床外科麻醉方法和药物有几百种,麻醉效果越来越好,副作用越来越小。

二、麻醉方法的分类

根据麻醉作用的范围与性质,目前我科室开展的麻醉方法简单分类如下。

（一）全身麻醉

吸入麻醉麻醉药经口鼻进入,通过呼吸道到达肺泡内,再进入血循环,最终使中枢神经系统受到抑制而产生麻醉状态。

非吸入性麻醉麻醉药由静脉、肌肉等方法进入体内,从而使中枢神经系统受到抑制。

（二）局部麻醉

应用局部麻醉药作用于机体的某一部位使感觉神经传导功能暂时被阻断,从而达到麻醉镇痛的效果。

表面麻醉将渗透性能强的局麻药与局部黏膜接触所产生的无痛状态称为表面麻醉。

局部浸润麻醉沿手术切口分层注射局麻药阻滞组织中的神经末梢称为局部浸润麻醉。

神经阻滞将局麻药注射于支配某一区域的神经干周围,使此部位产局限性麻醉。

区域阻滞在手术区的周围和基底部注射麻醉药物,阻滞进入手术区的神经末梢称为区域阻滞麻醉。

椎管内麻醉将局麻药物注入椎管内,使部分脊神经被阻滞,从而产生躯于某些部位麻醉。根据注射间隙不同,可分为医学|教育网搜集整理蛛网膜下腔阻滞麻醉和硬脊膜外腔阻滞麻醉。

（三）复合麻醉

单一的麻醉方法各有优缺点,同时使用多种麻醉药物或多种麻醉方法使其相互配合,取长补短,从而取得较单一麻醉方法更好的效果,称为复合麻醉,临床亦称平衡麻醉。

（四）术后镇痛

1.静脉镇痛

2.皮下镇痛

3.硬膜外镇痛

（1）全身麻醉:吸入麻醉、非吸入麻醉。

（2）局部麻醉:表面麻醉、局部浸润麻醉、区域阻滞麻醉、神经阻滞麻醉。

（3）椎管内麻醉:蛛网膜下腔阻滞、硬脊膜外腔阻滞。

（五）麻醉方法的选择原则

麻醉方法的选择原则有以下四点:

①充分估计病人的病情和一般情况。

②根据手术需要。

③按麻醉药和麻醉方法本身的特点选择。

④根据麻醉师的技术和经验。

在考虑上述原则的情况下,应尽量满足病人的愿望和要求。

三、麻醉前准备与用药

为了保证麻醉安全,减少麻醉并发症,要认真做好麻醉前准备工作,这是手术治疗的重要环节之一,也是麻醉医师工作的重要内容。

（一）麻醉前准备

1. 掌握病情

2. 病人体格和精神方面准备

3. 麻醉用具和药品的准备与检查

（二）麻醉前用药

1. 麻醉前用药的目的

（1）解除精神紧张和恐惧心理，达到术前安睡或嗜睡状态。

（2）控制不良反应，降低基础代谢，减少氧耗量，减少腺体分泌，利于麻醉诱导。

（3）提高痛阈，减少麻醉药用量。

（4）拮抗麻醉药的副作用，降低麻药毒性。

2. 麻醉前常用药物

（1）镇静安定类：麻醉前常规用药，可减少病人的紧张、焦虑甚至恐惧等反应，并具有催眠、中枢性肌肉松弛、顺行性遗忘作用，对局麻药的毒性反应有一定的预防和治疗效果。常用的有地西泮、异丙嗪、氯丙嗪。

（2）催眠药：主要为巴比妥类药，有镇静、催眠、抗惊厥作用。常用于预防局麻药的毒性反应，常用的药有苯巴比妥（鲁米那）。

（3）麻醉性镇痛药：具有提高痛阈，增强麻醉药镇痛效果，缓解术前各种疼痛，以及稳定情绪，减轻恐惧和镇静入睡等功效。常用药有吗啡、哌替啶、芬太尼和喷他佐辛等。

（4）抗胆碱类药：具有抑制呼吸道腺体分泌，保持呼吸道通畅，对抗吗啡类药抑制呼吸和恶心、呕吐副效应的作用。常用药有阿托品、东莨菪碱。

（5）稳定血流动力学药：稳定血流动力学是手术中重要的麻醉管理之一。麻醉前给药有助于血流动力学稳定。目前常用的是 a2 受体激动剂，有可乐定等。

（6）防治恶心、呕吐药：甲氧氯普胺（胃复胺）、阿托品。

（7）预防误吸及其危害药：误吸是术中危害性极大的并发症之一，可引起严重的吸入性肺炎综合征，其严重程度决定于误吸的量及胃液的酸度。常用药物：西咪替丁、雷尼替丁、法莫替丁。

（8）特殊用药：根据术前不同的病情需要使用相应的药物。

3. 麻醉前用药的选择

麻醉前用药应根据病人的情况和麻醉方法确定用药的种类、用量、给药途径和时间。

四、局部麻醉

应用局麻药暂时阻断某些周围神经的冲动传导,使受这些神经支配的相应区域产生麻醉作用,称为局部麻醉(局麻)。

局麻的优点在于简便易行、安全、并发症少,对病人生理功能影响最小。不仅能有效阻断痛觉,而且可完善地阻断各种不良神经反射,对预防手术创伤所引起的超应激反应有一定的作用。

（一）常用局麻药

1. 普鲁卡因(procaine):短效、弱效

2. 丁卡因(dicaine):强效、长效

3. 利多卡因(lidocaine):中效

4. 丁哌卡因(marcaine):强效、长效

（二）局部麻醉方法和临床应用

1. 表面麻醉

2. 局部浸润麻醉

3. 区域阻滞麻醉

4. 神经阻滞麻醉

（三）局麻药使用时的注意事项

局麻药虽注射于局部组织,但吸收进入血液后同样会出现某些全身的不良反应,甚至可达到极严重的程度。不良反应的发生率取决于药物本身的毒性强度、用药是否恰当合理以及机体对药物的耐受程度。主要包括中毒反应和过敏反应以及特异质反应。

五、椎管内麻醉

将局麻药注入椎管内的蛛网膜下腔或硬膜外腔,使脊神经的传导功能发生可逆性的阻滞麻醉方法,称椎管内阻滞或椎管内麻醉。在这类麻醉下,病人神志清醒,镇痛效果确切,肌肉松弛良好,但可能引起一系列生理紊乱,且不能完全消除内脏牵拉反应。

围绕脊髓有3层被膜,即软脊膜、蛛网膜和硬脊膜,同时分隔为2个间隙,即蛛网膜下腔和硬脊膜外腔。蛛网膜在软脊膜和硬脊膜之间,软脊膜与蛛网膜之间的腔隙为蛛网膜下腔。硬脊膜位于脊髓的最外层,质地坚厚,可分为内、外两层。在硬脊膜的

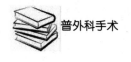
内、外两层间即为硬脊膜外腔。

（一）蛛网膜下腔阻滞麻醉

1.分类

（1）药液比重：重比重液、轻比重液。

（2）麻醉平面：低平面：低于 T10；中平面：高于 T10 但低于 T4；高平面：高于 T4；单次法。

（3）给药方法：连续法。

2.常用药物

最常用的是普鲁卡因，一般配成重比重液。普鲁卡因：150mg；1% 肾上腺素 0.2ml、2～2.5ml、1～1.5 小时 5% 葡萄糖加至 2.5ml。

3.操作要点

① 体位，② 消毒，③ 穿刺（成功标志：脑脊液畅流），④ 调节麻醉平面。

4.适应证

2～3 小时以内的下腹部、盆腔、肛门会阴部及下肢的各种手术。

5.并发症

（1）血压下降，（2）呼吸抑制，（3）恶心呕吐，（4）头痛，（5）尿潴留。

（二）硬脊膜外阻滞麻醉

①分类：高位、中位、低位。

②常用药物：利多卡因、丁卡因、丁哌卡因。

③操作要点（成功标志：落空感）。

④适应证：横膈以下的各种腹部、腰部和下肢手术，且不受时间限制。

⑤并发症：全脊椎麻醉，血压下降，呼吸抑制，硬膜外血肿，硬膜外脓肿。

六、全身麻醉

应用全身麻醉药，有控制地使病人暂时失去意识和全部感觉的方法，称全身麻醉（简称全麻）。停用全麻药后，病人能在短时间内恢复正常。全麻药主要作用于中枢神经系统，首先抑制大脑皮层，其次抑制中脑及小脑，然后抑制延髓生命中枢。

根据全麻药进入人体的途径不同，全麻可分为吸入麻醉和非吸入麻醉两大类。

（一）吸入麻醉

1.常用的吸入麻醉药

① 乙醚，② 氟烷，③ 甲氧氟烷，④ 安氟醚，⑤ 氧化亚氮。

2. 吸入麻醉的方法

① 开放点滴法,② "T"管吹入法,③ 半密闭法,④ 密闭法。

（二）静脉麻醉

①硫喷妥钠静脉麻醉,②氯胺酮静脉麻醉,③普鲁卡因静脉复合麻醉。

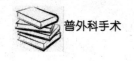

第八章 手术后常见并发症的防治

　　并发症是指在某一种疾病的治疗过程中,发生了与这种疾病治疗行为有关的另一种或几种疾病。医学上并发症的概念是指那些通过系统的医学研究和临床实践,人们已经总结出的在疾病的治疗过程中可能会发生的不良后果。如某些药物长期使用可导致肝损害或肾损害等。手术并发症是指手术操作而引起的其他组织器官的损伤、缺失、功能障碍等,可见于临床各手术科室。虽然外科技术已日臻完善,大多数病手术后都可顺利康复,但仍有少数病人可发生各种不同的并发症。从总体上可将术后并发症化为两大类:一类为一般性并发症,即各专科手术后共同的并发症如切口感染,出血和肺炎等;另一类为各特定手术的特殊并发症,如胃切除后的倾倒综合征、肺叶切除术后的支气管胸膜瘘。

第一节 手术后出血

一、病因与病理

　　手术后出血可发生于术后 24 小时内(称为原发性出血)和术后 7~10 天(称为继发性出血)。术中止血不彻底、不完善,如结扎血管的缝线松脱;小血管断端的痉挛及血凝块的覆盖,使创面出血暂时停止而使部分出血点被遗漏,这些是原发性出血的主要原因。由于后期手术野的感染和消化 液外渗等因素,使部分血管壁发生坏死、破裂、可导致术后的继发性出血。

二、临床表现

　　原发性出血多开始于手术后的最初几小时。表浅手术后的原发性出血,表现为局部渗血多,并逐渐形成血肿,一般不引起严重后果,如疝修补术后的阴囊血肿。但发生于甲状腺术后的颈部血肿,可压迫气管引起呼吸困难,甚至可突然发生窒息。体腔内的原发性出血,引流管可流出大量鲜血;或术后短期内出现休克,虽然输血补液处理,休克不见的好转,甚至加重时表示内出血量较大。术后1-2周内,化脓伤口深部突然出现血块或有鲜血涌出,或大量呕血、黑便、尿血和咯血,这些都是继发性出血的主要表现。严重的出血可发展为出血性休克,后果较为严重。

三、防治措施

首先,手术止血要彻底,术毕应用盐水冲洗创面,清除凝血块之后,再仔细结扎每个出血点,较大的血管出血应该缝扎止血较为可靠。术后积极预防感染,减少继发性出血的发生。一旦发生术后出血,应立即输血,并同时做好再次手术止血的准备,如保守措施无效,应尽早手术探查并止血。再次止血后仍应严密观察,防止再度出血。

第二节 肺不张与肺炎

一、病因与病理

手术后肺部并发症中以肺不张最常见,原因是多方面的。长期吸烟的病人,常伴有慢性气管炎,呼吸道内分泌物较多。而术中及术后应用各种止痛药和镇静剂,又抑制了呼吸道的排痰功能。切口疼痛、术后胃肠胀气和长期卧床,使肺的扩张受到影响。过于黏稠的分泌物无力咳出时,可阻塞小支气管,所属肺泡内的空气被完全吸收后,肺组织萎陷。轻者仅限于肺底部,严重者有大块肺组织萎陷,使纵隔拉向患侧,引起呼吸功能障碍。肺不张常常伴有肺部的感染,使病情更加严重。

二、临床表现

少数病人仅在胸片上显示有肺不张,可无任何自觉症状。多数病人表现为术后2~3天开始烦躁不安,呼吸急促,心率增快。严重者伴有发绀、缺氧,甚至血压下降。病人常有咳嗽,但黏稠痰液不易咳出。合并感染时,出现体温升高,白细胞总数增加等。患侧肺叩诊发实,呼吸音消失,有时呈管状呼吸音。胸部透视或拍片,即可确诊。

三、防治措施

预防的环节是:术前严格禁烟,并积极治疗急、慢性呼吸道感染;术后强调早期活动,帮助病人咳嗽,排出黏痰;进行有效的胃肠减压,减少胃肠胀气对呼吸的影响。想尽一切办法清除支气管的黏痰是治疗的关键,口服祛痰剂,定时作雾化吸入可使黏痰变稀,容易咳出。必要时经导管行气管内吸痰,或在支气管镜直视下吸出黏稠痰。重

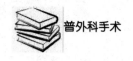
危或昏迷病人,因无法咳嗽,可考虑行气管切开术。合并肺部感染时,可适当应用抗生素。

第三节　下肢深静脉血栓形成

一、病因与病理

下肢深静脉内血栓形成的关因素有:术后长期卧床,下肢静脉回流缓慢;手术 创伤和组织的破坏后,大量凝血物质进入血流;盆腔和下腹部手术,可引起静脉壁的损伤,有利于血栓的形成;严重的脱水,血液浓缩,血流缓慢。血栓好发于下肢的深静脉内,尤其是多见于左侧腓肠肌静脉丛内,栓子可向上蔓延到股静脉和髂静脉内。已经形成的血栓容易脱落,可引起肺梗死或致死性的肺动脉栓塞。

二、临床表现

一般无全身不适,初期局部体征也不明显,随后病人自觉小腿肌肉疼痛,下肢肿胀。如果髂、股静脉内形成血栓,则整个下肢严肿水肿,皮肤发白或发绀,局部有压痛,浅静脉常有代偿性扩张。血管造影可以确定病变的部位。

三、防治措施

手术后应加强早期活动,尤其是下肢的自动或被动活动,加速下肢静脉的回流。低分子右旋糖酐静脉点滴,对容易发生静脉栓塞的病人有一定预防作用。如证实为深静脉血栓形成,应卧床休息,抬高患肢,全身应用抗生素,局部理疗,并早期应用链激酶和尿激酶,对血栓的溶解有一定作用。

第四节　急性胃扩张

一、病因与病理

水电解质的紊乱,麻醉口罩下加压呼吸时大量氧气灌入胃内,腹部术后持续性幽门痉挛,严重感染和休克等,均能诱发急性胃扩张。发病后胃壁张力降低,静脉回流障碍,大量体液与电解质进入胃内,使胃容量迅速、急剧增加,胃腔扩大。

二、临床表现

病人觉上腹饱胀和重物感,呈进行性加重。频繁、无力的呕吐,每次呕吐物的量很少,呕吐后自觉症状不减轻,呕吐物为棕绿色或褐色,潜血阳性。严重者呼吸急促,烦躁不安,面色苍白,迅速出现脱水和电解质失调,甚至发生休克。查体见上腹部或全腹部膨隆,伴压痛,振水音阳性。胃管减压时,可吸出大量胃液,随后腹胀有所减轻。

三、防治措施

腹部手术后应保持胃肠减压管的通畅,是预防急性胃扩张的主要措施。治疗的方法:立即更换口径较大的胃管,彻底减压,并持续 3～4 天,以保证胃壁张力的完全恢复。同时应注意纠正水电解质紊乱,必要时输入适量的全血或血浆。

第五节　泌尿系感染

一、病因与病理

手术后泌尿系的任何部位均可并发感染,但以膀胱炎最为常见。各种原因所致的尿潴留,多次导尿和长期留置导尿管等,均容易引起膀胱炎。膀胱的感染又可沿输尿管逆行向上,蔓延到肾盂。导尿本身的刺激,也可引起尿道和尿道球腺的感染。

二、临床表现

单纯的尿道感染,主要表现为尿道和尿道口的疼痛,排尿时尤为明显尿道有脓性分泌物。膀胱炎发生后,则出现膀胱刺激征:尿频、尿急和尿痛,有时伴有排尿困难。如出现发冷、发烧和肾区疼痛,则表示肾盂已有感染。

三、防治措施

正确预防和治疗尿潴留是减少泌尿系感染的关键。已发生感染时,应碱化尿液,保持充分的尿量和排尿通畅。局部理疗、热敷和口服解痉药物,可解除膀胱颈的痉挛,减轻疼痛,同时可全身应用抗生素。

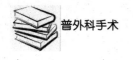

第六节　切口感染和裂开

一、切口感染:

(一) 病因与病理

切口感染的发生与病人的体质和病变的性质有一定关系。腹部切口感染的病源菌具有内源性和混合性的特点,主要致病菌有金黄色葡萄球菌、粪链球菌、绿脓杆菌和大肠杆菌。近年来,肠道内的无芽孢厌氧菌,特别是脆弱类杆菌,受到临床的重视。切口感染发生的时间大多在术后 7 ~ 10 天,个别发生较晚,在 3 ~ 4 周后。

(二) 临床表现

手术后 3 ~ 4 天,已经正常的体温重新上升,应首先想到切口的感染。如同时出现切口的胀痛和跳痛,应立即进行检查。切口局部肿胀、发红、有明显的压痛,甚至有脓性分泌物由缝合针眼溢出,均说明已发生感染。少数病人可伴有全身症状,有时因感染的位置较深,不易早期发现。

(三) 防治措施

切口感染的预防应遵循的原则是:①严格无菌操作技术;②广谱抗生素的预防性应用;③严重污染切口的延期缝合;④增强病人的抵抗力等。近年来采用术前单次剂量的甲硝唑静脉滴注或肛门内应用,较明显地降低了腹部手术切口的感染率。

感染的早期阶段,及时进行物理治疗,促进炎症的吸收。切口已化脓时,应立即拆除缝合线,扩开切口充分引流,并剪去已经坏死的皮下组织、肌膜和腱膜。脓汁应进行需氧菌和厌氧菌两种培养及药敏试验,为选用有效抗菌药物提供依据。为缩短治疗时间,可加强交换敷料后肉芽新鲜的创面行二期缝合。

二、切口裂开

(一) 病因与病理

切口裂开主要发生在腹部的手术切口。裂开的时间大多在术后 1 ~ 2 周左右,与下列因素有关:①年老体弱,营养不良,慢性贫血等,术后切口愈合不佳;②切口局部张力过大,切口的血肿和化脓感染;③缝线过细,缝扎不紧,麻醉不满意情况下缝合时腹膜被撕破;④突然咳嗽、用力排便和呕吐,术后胃肠胀气。

（二）临床表现

病人在一次突然腹部用力后,随之切口疼痛并有血性渗出,有时甚至能听到切口崩裂的响声。严重时,有内脏由裂开的切口脱出,常见为大网膜和小肠祥,可发生休克。检查时可见腹部切口有不同程度的裂开,裂开可分为两大类:1. 完全性裂开—指腹均各层组织均已裂开,伴内脏脱出;2. 部分性裂开—皮肤缝合完好,皮下各层裂开,故无内脏外露。

（三）防治措施

纠正病人的营养状况,老年病人切口采用减张缝合法,术后腹部应用腹带适当包扎等,可减少切口裂开的机会。如切口已裂开,无论是完全性或部分性,只要没有感染,均应立即手术,在腹肌完全松弛的情况下,重新逐层缝合腹壁,并加减张合线。

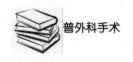

第九章　危重外科病人的监护

第一节　概述

随着科学技术的进步,重症监护技术以日新月异的发展速度改变着传统的危重症救治模式:由专科技术水平到多学科之间的协作、由单一器官支持到对多脏器功能的监护、从整体宏观控制到个体微创化处理并注重了医护合作在ICU的重要意义。重症监护护理单元(ICU)是一个集中了先进的医疗仪器设备、集中了危重的患者、集中了掌握精湛技术医护人员的"三集中"的场所,从一个侧面展示了现代化医院的技术水平。危重症患者时刻面临着生命危险,重症监护在此期间起着重要的作用:通过提供个性化的护理,帮助ICU中的危重患者及其家属达到最佳的适应状态,以便使危重患者尽快适应机体的功能障碍,减轻其在ICU期间所承受的心理压力;当患者的病情不可避免的趋向恶化时,护士要减轻其痛苦,并给家属以心理支持。

一、重症监护理念

随着生物医学技术、诊断方法和临床治疗的进步,ICU已成为急危重症患者接受治疗和护理的场所。ICU护士工作于危重病学科和先进医疗技术的前沿,是维系科学技术、医疗实践和护理技术的纽带。

ICU护理运用了整体护理的观念,依照生物-心理-社会-精神框架,强调把临床护理重点放在对人及人对疾病的反应上,使患者得到全方位的护理,而不仅仅是强调疾病的过程,从而维护患者的尊严。

二、重症监护领域

危重症医学是覆盖医学多学科的分支科学,重症监护设及了护理的各专科领域。包括急诊ICU(emergency intensive care unit,EICU),内科ICU(medicine intensive care unit,MICU),外科ICU(surgical intensive care unit,SICU)和专科ICU,其主要功能均以循环、呼吸、神经系统作为监护基础,为危重病患者提供多脏器功能的支持。

三、重症监护路径

对于危重症患者,早期的复苏与干预治疗是患者度过危险期的保证,为以后的逐步康复创造条件。因此,高水平的院前急救与复苏、具有针对性的监护措施、强有力的多脏器功能支持系统成为重症监护路径的基本内容。

第二节　重症监护技术

一、基本监护技术

(一)监护设备的操作与保养

重症监护病房配备有大量的仪器设备,是保证监护工作顺利进行的重要"武器"。各级监护人员不仅要参加仪器操作培训来掌握正确的使用方法,而且要执行仪器保养维修制度,设专人进行仪器管理,使各种监测设备处于完好待命状态。

(二)危重症患者的基础护理

基础护理是临床护理工作的重要组成部分,优质的基础护理质量不仅与患者康复息息相关,而且也体现医院的整体护理水平。

①制度化:明确基础护理质量标准。

②针对性:评估临床体征,采取个体化的基础护理措施。

③延续性:落实护嘱制度,保持高质量护理效果。

④持续质量改进:不断评估基础护理效果,纠正错误,制定预防措施等。

(三)监护管路的管理

由于监测治疗的需要,ICU 内的患者均留置了许多导管,对这些管路进行专业的管理是必需的。

1. 静脉导管

①中心静脉导管:颈静脉导管、锁骨下静脉导管、股静脉导管、PICC 导管等,原则上应输注血管活性药物、TPN 或含钾剂、钙剂等刺激性强的药物。各导管要给予明确标示,每日更换无菌敷料/贴膜,保持局部清洁干燥,对双腔或三腔管要定时冲洗防止堵管。要定期进行细菌培养,做好预防感染工作。

②外周静脉导管:为外周小静脉,原则上应输注刺激性小的液体,应注意观察局部

皮肤反应,防止液体外渗发生静脉炎。

2.动脉导管

动脉导管包括有桡动脉、股动脉、足背动脉、肱动脉、尺动脉、腋动脉等,每日对动脉穿刺点进行换药消毒,观察是否有窦道形成。要给予良好的固定,注意末梢血液循环,保持各接头连接紧密,防止气栓发生。

3.手术引流管

要根据术者要求采取相应的护理措施,共同的护理原则是明确标示,妥善固定,保持通畅,观察引流液性质与引流量,注意无菌操作。

①术野引流管:如各种瘤腔引流管、腹腔引流管等。

②专科引流管 如脑室引流管、胸腔闭式引流管、T型管、关节腔引流管、心纵引流管等。

4.气管插管

分为经鼻和经口两种插管方式。可通过气囊内固定、胶布粘贴、寸带外固定等三种方法保持气管插管的相对稳定。护士要不断评估气管插管的深度,防止因单侧通气造成的肺不张。

5.胃管

下胃管后要通过听 – 气过水声、闻 – 气体流动、看 – 液体性状来综合判断胃管是否准确置入胃内,要保持引流通畅,采取鼻、耳两点固定法,防止导管移位。胃管留置时间一般为 7~10 天。

6.尿管

选用气囊尿管。每日膀胱冲洗即锻炼了膀胱括约肌的功能,又维持了泌尿系统的洁净度。对双腔气囊尿管,要保持出入平衡。尿管应每七天更换一次。

二、急救技术

(一)院前急救与 CPCR 技术

1.伤情评估

2.呼吸复苏

A – 呼吸道(Airway):维持呼吸道与颈椎的正确位置:请助手先将病人颈椎固定于中立位置。打开气道并评估呼吸道:清理呼吸道,根据有无舌后坠放置口咽通气道或鼻咽通气道。

B – 呼吸(Breathing):

评估呼吸情况：

－根据评估结果给予氧气疗法：氧气面罩、鼻导管给氧,迅速处理任何影响呼吸的问题如血胸、气胸、肋骨骨折、误吸所致气道梗阻、下颌骨或颜面骨折、气管或喉部外伤、颈椎骨折等

3.循环复苏

C －循环(Circulation)：

检查脉搏：

①评估末梢循环情况(如肤色、皮温、甲床充盈时间)。

②检查是否有严重出血情况并给予及时处理。

③监测生命体征,维持有效循环。

4.脑复苏

降低脑代谢,维持脑功能。可采用冰帽降低头部温度、冬眠低温疗法降低组织代谢,高压氧促进脑组织康复,应用营养中枢神经的药物如醒脑静、脑活素等。

(二)危重症评估系统

(1)TISS评分：反映监护工作量指标,≥4分表示监护工作量大。

(2)APACHE Ⅱ评分：反映患者急性生理和慢性健康评估的指标。

(3)MODS评分：反映患者发生多脏器损伤的指标,0～24分。

(4)RTS创伤评分：反映患者创伤严重程度的指标,从收缩压、呼吸次数、昏迷评分三方面进行统计,0～12分。

(三)神经系统监护技术

1.GLS(昏迷)评分

利用模糊数学原理,将意识等级评估转化为量化评估。通过对瞳孔对光反射、睁眼反应(E)、语言表达(V)、运动能力(S)四方面的综合考察来评价患者的意识水平。正常值总分为15分,可表示为E4V5S6。

2.意识与昏迷评分(GCS)的相关性

(1)9～15分意识处于嗜睡或清醒状态。

(2)4～8分意识处于朦胧或浅昏迷状态。

(3)3分意识处于深昏迷状态。

3.颅内压监护技术(ICP)

(1)颅内压监护的目的及意义：

观察病情演变,决定手术时机,观察并指导脱水药物的应用,观察大剂量巴比类药物的治疗作用。

(2) ICP 参数:

正常值:10 ~ 15mmHg/8 ~ 18cmH$_2$O。

高颅压:ICP > 15 mmHg/18cmH$_2$O。

A 轻度增高:ICP = 15 ~ 20mmHg。

B 中度增高:ICP = 20 ~ 40mmHg。

C 重度增高:ICP > 40mmHg。

低颅压:ICP < 10 mmHg/8cmH$_2$O。

(3) 颅内压力(ICP)与颅内容量相关图(压力 – 容积曲线)。

(4) 脑血流量与颅内压(ICP)关系:

Ohm 定律:脑血流量(CBF) = 脑灌注压(CPP) ÷ 脑血管阻力(CVR)

脑血流量(CBF) = (MAP – ICP) ÷ 脑血管阻力(CVR)

(5) ICP 测压指标:

A 侧压零点:外眼角到同侧耳垂连线的中点。

B 压力高度:15 ~ 20 cmH$_2$O。

4. 脑死亡评估技术

(1) 脑死亡:ICP = 60 ~ 70 mmHg。

(2) 脑死亡的发展过程。

(四)循环系统监护技术

1. 中心压力监测技术

(1)持续有创动脉血压监测技术:通过内置动脉套管依靠充满肝素盐水的管道与压力换能器相连接,压力换能器将压力转换成示波信号显示于监测屏幕上。

(2)测压零点:为冠状窦位置,体表相当于平胸骨水平面。临床一般选择为腋中线与第四肋间交汇点。

(3)加压袋:肝素盐水配置浓度为 2500 单位/500ml 生理盐水,压力为 200 ~ 300 mmHg,预冲速度为 3ml/h,每次冲洗量应 <3ml,防止液体逆流入脑循环。

(4)常用穿刺动脉选择:桡动脉、股动脉、足背动脉、肱动脉、尺动脉、腋动脉

(5)正常值:90 ~ 140/60 ~ 90mmHg。

2. 肺动脉导管(PAC)监护技术

从右颈内/锁骨下静脉将肺动脉导管(PAC)置入心脏,导管可通过右心房、右心

室、肺动脉,依靠与之相连的压力换能器测得各项中心压力。

（1）肺动脉导管（PAC）监测图。

（2）中心静脉压（CVP）：正常值 $1 \sim 6$ mmHg/$6 \sim 12$ cmH$_2$O,测压零点为右腋中线与第四肋间交汇点。

（3）肺动脉压（PAP）：正常值（S）$15 \sim 25$ mmHg/（D）$5 \sim 12$ mmHg。

（4）肺毛细血管楔压（PCWP）：正常值 $5 \sim 12$ mmHg。

（5）心排量（CO）：分为温度稀释法和染料剂稀释法,正常值为 $4 \sim 8$L/min。

3. PICCO 技术

PiCCO 采用成熟的热稀释方法测量单次的心输出量（CO）,并通过分析动脉压力波型曲线下面积与 CO 存在的一定关系来获得连续的心输出量（PCCO）。PiCCO 从中心静脉导管注射室温水或冰水,在大动脉（通常是主动脉）内测量温度－时间变化曲线,因而能够测量全心的相关参数,而不是仅仅以右心来代表全心。而且,由于同时测量动脉压和 CO,因此能够连续反映血管阻力的变化（SVR）。

4. 微循环监护技术

（1）抗休克裤应用：通过气压泵对下肢血管的挤压作用而保证机体重要脏器灌注压的稳定。

（2）抗血栓裤应用：通过气压泵对下肢静脉的循环挤压作用,防止静脉血栓的形成。

（3）复温被应用：依靠可以调节温度的气被来迅速纠正低温状态,改善微循环。

（4）自体血回输技术：可迅速提高体循环血压,改善微循环灌注。

（5）无创血氧饱和度监测：可持续监测微循环灌注情况,是临床判断氧合的重要参数之一。

5. 氧合技术

（1）人工肺－体外膜肺氧合（ECMO）技术：通过插入的导管引出静脉血,依靠膜肺氧和器进行氧和,再将血液回输入体循环的方法。

A 动－静（A－V）ECMO 技术：从右心房引血,经右颈总动脉回输。

B 静－静（V－V）ECMO 技术：从颈静脉引血,经股静脉回输。

C ECMO 适应证：FiO$_2$ >50% , PeeP >5cmH$_2$O, PaO$_2$ <50 mmHg。

D ECMO 禁忌证：合并其他脏器的衰竭、严重出血疾患等。

（2）静脉输氧技术：①中空纤维氧合器：氧气通过置入中心静脉血管的中空纤维与血液进行氧合交换。②医用自动输氧器（静输氧）：利用气体物理溶解的特点,通过

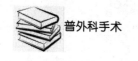

无菌储氧压力泵将氧气压入无菌液体内,依靠中心静脉将富含氧气的液体输入血液循环,以溶解氧的形式直接供组织细胞利用的方法。

(3)高浓度氧气面罩:在不增加患者 CO_2 潴留的情况下借助储氧袋和三个单向阀门来提高供氧浓度($FiO_2 > 50\%$),保证有效氧疗。

（五）呼吸系统监护技术

1.呼吸系统湿化技术

(1)人工鼻应用:由可保留水分的材料制成,具有良好的气道保湿效果,适用于建立人工气道一周内且无感染、分泌物少的患者。

(2)温湿交换器的应用:可选择温度为 30~37℃,适用于行机械通气的患者。

2.肺部物理治疗技术

(1)排痰机的应用:通过不同的振动探头来叩击和振动肺部,促进萎陷的肺泡复张,促进痰液排出,改善通气/血流比值,提高肺氧合面积,纠正低氧血症。

(2)伏卧式通气技术:通过体位变换,使背部萎陷的肺泡复张,改善通气/血流比值,提高肺氧合面积,纠正低氧血症。

3.无菌吸痰技术

(1)密闭式无菌吸痰技术:利用密闭式吸痰装置,在进行有效吸痰的同时可保证持续机械通气,防止因吸痰造成的缺氧和肺泡萎陷,对预防呼吸道交叉感染具有重要意义。

(2)纤维支气管镜吸痰技术:可吸出支气管终末段的分泌物,采集深部气道分泌物进行实验室检查,进行气道抗生素灌洗,有效改善肺部感染症状。

(3)开放式无菌吸痰技术:采用无菌操作方法吸出气道内的分泌物,适用于无机械通气的人工气道患者。

(4)细菌过滤器的应用:可过滤空气中的浮层微粒,对进行机械通气患者排出的气体也可进行有效的过滤,防止对环境和呼吸机的二次污染。

4.呼吸功能评估技术

(1)急性肺损伤(AFI)标准:氧合指数(PaO_2/FiO_2) < 300。

(2)急性呼吸窘迫综合征(ARDS)标准:氧合指数(PaO_2/FiO_2) < 200。

5.程序化脱机

(1)第一步：评估呼吸功能:$FiO_2 \leq 40\%$,$PEEP \leq 4\ cmH_2O$,R < 35 次/分,血气 $PaO_2 \geq 70mmHg$。

（2）第二步：检测呼吸肌力量指标：

①测定最大吸气压：调节压力触发灵敏度 Pmax≥15cmH$_2$O。

②测定浅快呼吸指数：PSV＝0，测定 2 分钟，浅快呼吸指数（呼吸频率/潮气量）≤105。

③自主呼吸训练（SBT）：T 型管脱离呼吸机/PSV＝7cmH$_2$O，观察 30 分钟，查血气 PaO$_2$≥70mmHg，R＜35 次/分，表明 SBT 成功，可拔气管插管。

（六）肝、肾功能监护技术

1. 床旁血滤技术

采用 CVVH 或 CVVHD 技术，有效清除肝肾毒素，维持机体内环境稳定。

2. 尿量、尿比重评估

尿量≥30ml/h 或≥1ml/Kg/h，在少尿时应监测尿比重，为早期诊断 ARF 提供依据。

（七）消化、营养功能监护技术

1. 胃液酸度监测

胃酸监测仪可动态测定胃液酸度，为临床诊断预防应激性溃疡提供理论依据。

2. 胃肠动力评估

腹部听诊，动态了解胃肠动力情况。

3. 腹腔压力监测技术

通过测量膀胱内压间接测量腹腔压力，预防腹部腔隙性综合征的发生。腹腔压力正常值 0～10mmHg。

4. 密闭式肠道冲洗引流技术

该装置可保持冲洗液不渗漏，利于肠道引流，适用于伪膜性肠炎、消化道出血等大便失禁的患者，在保证治疗的基础上预防褥疮的发生。

5. 营养支持技术

（1）TPN：通过中心静脉和 PICC 导管泵控输注，提高静脉营养效果。

（2）空肠要素膳技术：选用螺旋形鼻肠管，导管前端具有记忆作用，可通过幽门置入小肠，促进要素膳的吸收利用。

（八）机体内环境监护技术

1. 出入量评估技术

（1）微量、高浓度泵控输入技术：保证精确、准时的给药原则。

（2）每小时出入评估方法：根据病情评估正负平衡。

2.电解质监测技术

（1）血气分析：提供准确、快捷的动脉血液检测参数。

（3）电解质测定：依据检测结果调整电解质的输入，维持机体内环境的稳定

血糖监测：利用快速血糖仪监测血糖变化，通过泵控胰岛素控制血糖在 8～10mmol/1，使机体保持良好的应激状态。

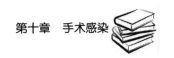

第十章　手术感染

手术部位感染（Surgical site infection,SSI）是外科手术的并发症之一,预防性抗生素使用可减少 SSI 发生率,但使用的目的与作用仅仅是在手术过程中,一旦手术结束这一作用也就结束。对于创伤较小清洁手术可以不用预防性抗生素;轻度污染手术创伤不大,也可以不使用预防性抗生素;只有患者存在高危因素时才考虑应用。麻醉诱导期使用最为合理的。对不同的手术部位和不同的创伤程度,应选择不同的抗生素即个体化给药原则。

外科手术必然会带来手术部位皮肤和组织的损伤,当手术切口的微生物污染达到一定程度时,会发生手术部位的感染。手术部位的感染包括切口感染和手术涉及的器官或腔隙的感染,手术部位感染的危险因素包括患者方面和手术方面。患者方面的主要因素是:年龄、营养状况、免疫功能、健康状况等。手术方面的主要因素是:术前住院时间、备皮方式及时间、手术部位皮肤消毒、手术室环境、手术器械的灭菌、手术过程的无菌操作、手术技术、手术持续的时间、预防性抗菌药物使用情况等。医疗机构和医务人员应当针对危险因素,加强外科手术部位感染的预防与控制工作。

第一节　外科手术切口的分类

根据外科手术切口微生物污染情况,外科手术切口分为清洁切口、清洁－污染切口、污染切口、感染切口。

一、清洁切口

手术未进入感染炎症区,未进入呼吸道、消化道、泌尿生殖道及口咽部位。

二、清洁－污染切口

手术进入呼吸道、消化道、泌尿生殖道及口咽部位,但不伴有明显污染。

三、污染切口

手术进入急性炎症但未化脓区域;开放性创伤手术;胃肠道、尿路、胆道内容物及体液有大量溢出污染;术中有明显污染(如开胸心脏按压)。

四、感染切口

有失活组织的陈旧创伤手术;已有临床感染或脏器穿孔的手术。

第二节 外科手术部位感染的定义

外科手术部位感染分为切口浅部组织感染、切口深部组织感染、器官/腔隙感染。

一、切口浅部组织感染

手术后 30 天以内发生的仅累及切口皮肤或者皮下组织的感染,并符合下列条件之一:

(1)切口浅部组织有化脓性液体。

(2)从切口浅部组织的液体或者组织中培养出病原体。

(3)具有感染的症状或者体征,包括局部发红、肿胀、发热、疼痛和触痛,外科医师开放的切口浅层组织。

下列情形不属于切口浅部组织感染:

(1)针眼处脓点(仅限于缝线通过处的轻微炎症和少许分泌物)。

(2)外阴切开术或包皮环切术部位或肛门周围手术部位感染。

(3)感染的烧伤创面,及溶痂的 II、III 度烧伤创面。

二、切口深部组织感染

无植入物者手术后 30 天以内、有植入物者手术后 1 年以内发生的累及深部软组织(如筋膜和肌层)的感染,并符合下列条件之一:

(1)从切口深部引流或穿刺出脓液,但脓液不是来自器官/腔隙部分。

(2)切口深部组织自行裂开或者由外科医师开放的切口。同时,患者具有感染的症状或者体征,包括局部发热,肿胀及疼痛。

(3)经直接检查、再次手术探查、病理学或者影像学检查,发现切口深部组织脓肿或者其他感染证据。

同时累及切口浅部组织和深部组织的感染归为切口深部组织感染;经切口引流所致器官/腔隙感染,无须再次手术归为深部组织感染。

三、器官/腔隙感染

无植入物者手术后30天以内、有植入物者手术后1年以内发生的累及术中解剖部位(如器官或者腔隙)的感染,并符合下列条件之一:

（1）器官或者腔隙穿刺引流或穿刺出脓液。

（2）从器官或者腔隙的分泌物或组织中培养分离出致病菌。

（3）经直接检查、再次手术、病理学或者影像学检查,发现器官或者腔隙脓肿或者其他器官或者腔隙感染的证据。

四、外科手术部位感染预防要点

（一）管理要求。

①医疗机构应当制定并完善外科手术部位感染预防与控制相关规章制度和工作规范,并严格落实。

②医疗机构要加强对临床医师、护士、医院感染管理专业人员的培训,掌握外科手术部位感染预防工作要点。

③医疗机构应当开展外科手术部位感染的目标性监测,采取有效措施逐步降低感染率。

④严格按照抗菌药物合理使用有关规定,正确、合理使用抗菌药物。

⑤评估患者发生手术部位感染的危险因素,做好各项防控工作。

（二）感染预防要点。

1.手术前

（1）尽量缩短患者术前住院时间。择期手术患者应当尽可能待手术部位以外感染治愈后再行手术。

（2）有效控制糖尿病患者的血糖水平。

（3）正确准备手术部位皮肤,彻底清除手术切口部位和周围皮肤的污染。术前备皮应当在手术当日进行,确需去除手术部位毛发时,应当使用不损伤皮肤的方法,避免使用刀片刮除毛发。

（4）消毒前要彻底清除手术切口和周围皮肤的污染,采用卫生行政部门批准的合适的消毒剂以适当的方式消毒手术部位皮肤,皮肤消毒范围应当符合手术要求,如需

延长切口、做新切口或放置引流时,应当扩大消毒范围。

（5）如需预防用抗菌药物时,手术患者皮肤切开前 30 分钟～2 小时内或麻醉诱导期给予合理种类和合理剂量的抗菌药物。需要做肠道准备的患者,还需术前一天分次、足剂量给予非吸收性口服抗菌药物。

（6）有明显皮肤感染或者患感冒、流感等呼吸道疾病,以及携带或感染多重耐药菌的医务人员,在未治愈前不应当参加手术。

（7）手术人员要严格按照《医务人员手卫生规范》进行外科手消毒。

（8）重视术前患者的抵抗力,纠正水电解质的不平衡、贫血、低蛋白血症等。

2. 手术中

（1）保证手术室门关闭,尽量保持手术室正压通气,环境表面清洁,最大限度减少人员数量和流动。

（2）保证使用的手术器械、器具及物品等达到灭菌水平。

（3）手术中医务人员要严格遵循无菌技术原则和手卫生规范。

（4）若手术时间超过 3 小时,或者手术时间长于所用抗菌药物半衰期的,或者失血量大于 1500 毫升的,手术中应当对患者追加合理剂量的抗菌药物。

（5）手术人员尽量轻柔地接触组织,保持有效地止血,最大限度地减少组织损伤,彻底去除手术部位的坏死组织,避免形成无效腔。

（6）术中保持患者体温正常,防止低体温。需要局部降温的特殊手术执行具体专业要求。

（7）冲洗手术部位时,应当使用温度为 37℃ 的无菌生理盐水等液体。

（8）对于需要引流的手术切口,术中应当首选密闭负压引流,并尽量选择远离手术切口、位置合适的部位进行置管引流,确保引流充分。

3. 手术后

（1）医务人员接触患者手术部位或者更换手术切口敷料前后应当进行手卫生。

（2）为患者更换切口敷料时,要严格遵守无菌技术操作原则及换药流程。

（3）术后保持引流通畅,根据病情尽早为患者拔除引流管。

（4）外科医师、护士要定时观察患者手术部位切口情况,出现分泌物时应当进行微生物培养,结合微生物报告及患者手术情况,对外科手术部位感染及时诊断、治疗和监测。

第十一章　腔镜外科

第一节　腹腔镜发展史

腹腔镜最早作为腹腔内的观察的仪器应用于临床,主要是对腹腔内的疾病作检查及协助诊断。在 21 世纪 30 年代,腹腔镜检查已经成为一种标准的检查方法,特别是对于不明原因的发热、腹痛、腹水、腹部肿块、肝病及盆腔疾病等尤为重要。然而,由于外科医生当时认为腹腔镜下只能取活体组织检查、观察、局部止血,而不能作为一种治疗手段切除病变组织,所以在外科领域一直未受重视,发展极其缓慢。

自从 1985 年美国 schultz 应用二氧化碳激光在狗身上作腹腔镜下胆囊切除术(未成功)以来,经腹腔镜作外科手术才逐步应用临床。1987 年 3 月法国 Phillipe Mouret 利用腹腔镜在人体行胆囊切除术的成功,才揭开了腹腔镜在外科发展的新纪元。

最早施行内镜术的人,一般认为是 Bozzini(1773—1809),1805 年在法兰克福,他公布了他发明的"Lichtleiter",其实也就是一种光线传导装置。它由两部分组成,光学部分为使用蜡烛反射光的装置。机械部分则使这套装置能适应机体通道的解剖形状。事实上,这就是最早的"内镜"了。随后一种可以做得小的灯泡能够安装在内镜鞘的远端,这些发明促进了内镜的发展。另一个重要的突破是在 1876 年,Nitze 确定了这样一条原则:即良好的内镜显像需要通过一个装在直管道里的硬性光学系统来获得直接照明。

1901 年德国的 Kelling 首次借助 Nitze 发明的膀胱镜检查了狗的腹腔。同年,俄国彼得堡的妇科专家 Ott 报道了用头镜反射光经腹壁上的小切口或窥阴器显露的阴道直接观察腹腔的技术,然而该技术并未使用内镜。他认为某些盆腔甚至腹腔内肠管手术可经此途径完成,并提出两点有利于暴露的注意事项:一是逐渐增加头低臀高的程度使肠管移位到膈下;二是加深全身麻醉以保持视野清晰不受肠管干扰。他称这种技术为"腹腔镜检查",但也有学者认为这种技术与现代腹腔镜概念不同,而应属于剖腹术范畴。他是第一位用镜子窥视盆腔及腹腔内脏器的医师。1902 年德国人 Kelling 在

汉堡发表了一篇题为"食管镜、胃镜及腹腔镜的使用"的论文。1910 年、瑞典的 Jacobaeus 提出了使用内镜检查人类体腔的可能性。1 年后,他报道了自己使用腹腔及胸腔镜的初步经验。他最初是给腹水病人做腹腔镜检查. 随后他已能够经腹腔镜对结核、梅毒、肝硬化和恶性肿瘤做出诊断。在这些经验的基础上,美国关于这方面的报道也接踵而至,1911 年约翰. 霍普金斯大学的 Bernheim 应用普通的直肠镜为 2 名患者施行了腹腔检查. 堪萨斯的 Stone 则以喉镜进行狗的腹腔检诊。1937 年,在美国发表了两篇重要报告,其一是 John Ruddock 的 4 年 500 例腹腔镜检查的个人经验,其二为 Anderson 经腹腔镜输卵管结扎的技术。1977 年,Kok 率先施行了借助腹腔镜的阑尾切除术,而 Semm 则于 1983 年施行了第一例腹腔镜阑尾切除术,他切除的是一个正常的阑尾。1987 年 3 月,法国里昂的外科医师 Phillipe Mouret 为一名 50 岁因疼痛性盆腔粘连要求手术治疗的女病人,在完成盆腔手术后,又实施了腹腔镜下的胆囊切除术,开创了世界第一例人体腹腔镜胆囊切除术,被誉为腹腔镜胆囊切除术之父。就在这一年的几乎同一时间里,美国的 Mckernan 和 Saye 在尚不了解法国人的开创性工作的情况下,开展了美国的首例腹腔镜胆囊切除术。此后不久,这项技术便吸引了世界上许多医院。在亚太地区. 1989 年这种手术在日本得到应用,1990 年 2 月,它传入了澳大利亚和新加坡。新加坡中央医院的普外科医师 Chellappa 和妇科医师 Yap 合作,完成了该国的第一例腹腔镜胆囊切除术。到了 1990 年底,大家已越来越清楚地认识到腹腔镜胆囊切除术的巨大优越性,培训工作也开始在当地开展起来。受妇科学的影响,应邀担任首期培训班教员的是一名妇科专家,他十分强调腹腔镜术中激光的应用。此后,出现了以讲座、动物实验、临床手术观摩为内容的单一腹腔镜胆囊切除术培训课程。对这些培训,本国和海外学员,尤其是马来西亚、菲律宾、印度、印度尼西亚的学员们反映都相当不错。这方面的世界知名专家,包括 Cuschier、Reddick 都曾应邀前来讲学。

自 1991 年底开始,出现了这样一个趋势:腹腔镜技术已不再限于胆囊切除术,腹腔镜疝修补术开始进入临床。但早期的"填塞及补片"法疝修补技术带来了难以接受的高复发率,很快就被废弃。1991 年底,外科医师对结肠切除和迷走神经切断这类更复杂一些的腹腔镜手术产生了越来越大的兴趣。1992 年初,经腹前壁疝修补术得到应用,新加坡还成功施行了首例腹腔镜下 Billroth I 式胃切除。1992 年又引入了胸腔镜技术,胸腔镜交感神经干切断很快就完全取代了开胸术,接着又开展了胸腔镜治疗气胸和楔形肺切除,胸腔镜下迷走神经切断治疗胃手术后复发性溃疡也受到人们的欢迎。

随着腹腔镜外科技术的发展,各国的腹腔镜外科医师都觉得有必要成立一个内镜外科协会,以便腹腔镜外科医师们交流观点和经验,在这种情况下,受美国的 Marks 教授鼓动,亚洲内窥镜与腹腔镜外科医师协会(ELSA)成立了,来自香港的 Chiung 被推选为该协会首任主席,永久秘书处设在新加坡。今天,它已成为一个拥有 250 名会员的大型协会,其规模还在扩大。1993 年 8 月该协会在新加坡举行了首届亚太地区年会。第二次会议 1995 年 6 月在香港召开,第三次年会于 1997 年在伊斯坦布尔举行。

在亚洲,过去的几年里,为促进腹腔镜外科的发展,新加坡已走过了很长的一段路。然而,在这方面还须尽更多的持久的努力。

我国开展腹腔镜术起步稍晚,广州医学院附院 1991 年 1 月 29 日.邀请香港威尔斯亲王医院外科医师钟尚志做腹腔镜胆囊切除术表演,揭开了在大陆开展该项新技术的序幕。1991 年 2 月 19 日,云南省曲靖地区第二人民医院苟祖武等人独自完成大陆第一例腹腔镜胆囊切除术。同年 6、7、9、10 月,该技术相继在北京、昆明、上海、成都等地得到推广,并有所创新(肝肿瘤切除等)。我国开展的腹腔镜手术除腹腔镜胆囊切除术外,尚有经胆总管探查术、阑尾切除术、各种疝修补术、胃肠穿孔修补术、胃大部切除术、大小肠肿瘤切除术、肾切除术、肾上腺肿瘤切除、肝肿瘤切除术、粘连性肠梗阻粘连松解术、甲状腺切除术等,并将腹腔镜用于急腹症、腹部外伤和慢性腹痛、腹部肿块的诊断等。目前,全国各大医院,包括有条件的地县医院也相继开展了腹腔镜手术,由于该手术创伤小、痛苦少、恢复快等特点,得到了患者的认可和好评,因此,被越来越多的患者接受。

二十一世纪的外科医师将是掌握腹腔镜技术的外科医师,而不是仅仅掌握腹腔镜技术的内镜医师。

第二节　腹腔镜器械的发展与改进

腹腔镜器械是由众多复杂的高科技器械所组成的一整套医疗仪器设备,包括光源、气腹机、动力系统、摄录像系统以及麻醉机及监护仪等。剖腹手术时,手术台上的病人是唯一需要注意的中心,术者、助手和麻醉师等则是外围而将病人围在其中。而腹腔镜手术时则不同,术者、助手和麻醉师等形成一中间带,其前方是病人,仍然是手术组所要关心的中心,而其后方还有各种各样的机器,对于这些机器一样要注意顾及,因为它们是手术成功的保证。这样,习惯于手术操作,同时讲究手术技巧,不习惯与机

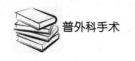

器打交道的外科医生们,就必须要掌握各种机器,而这些机器都是现代高科技的产物,医生们就面临一个再学习的严峻现实。这就是说腹腔镜手术医生一定要清楚自己所要用的机器设备的原理和性能,这是掌握腹腔镜技术的一个基础。只有对自己所用器械了如指掌,才能更好地为病人服务。

一、影像系统

本系统由腹腔镜、摄像机、监视器、光缆和光源五个部分组成。

(一) 腹腔镜

目前所采用的腹腔镜,具有良好的光导性和广角镜头,都是柱状透镜装置,不仅透光性好、分辨力强、成像清晰且视野大,周边视野图像也保持清晰,而不失真,镜体长度30cm,直径 1~12mm 不等,镜面视角 0~90 度,外观镜体有摄像头接口、光缆接口和镜头前的镜面。腹腔镜有 0 度、30 度、50 度、70 度以及 90 度等不同的视角可供选者。0 度镜正视前方,病人平卧位时,腹腔镜与腹壁几乎平行只能看到前腹壁,逐渐抬高镜身尾部才能看到气腹空间下方的内脏,如要看某个脏器后方的情况就会感到不方便,也无法看到。临床上最常用直径 10mm,镜面为 0 度或 30 度腹腔镜。0 度镜便于操作,30 度镜可以在特殊角度的手术需要时提供一个较好的手术视野。直径越小的腹腔镜,其视角也越小,难于提供较大的手术视野,因此进行腹腔镜手术以直径 10mm 的腹腔镜为宜。直径越小的腹腔镜对患者的损伤也越小,目前还生产通过气腹针的针状腹腔镜,其直径仅 1.5mm,用直径 2mm 的气腹针进行 CO_2 充气后,直接在直视下放入针状腹腔镜。

不同直径的腹腔镜和监视器会产生不同倍数的放大作用,放大的倍数与腹腔镜和目的物的间距成反比。实际的情况是推进镜身与目的物越接近、则越放大;反之拉远镜身使远离目的物,则不仅不放大反而缩小。如镜检开始时将腹腔镜伸入管鞘,由脐部俯视腹腔内全貌,此时所见脏器往往甚小,但却清晰在目。

附腹腔镜可视技术的发展:

微创外科技术与可视光源技术的发展关系密切,在过去,用内镜进行诊治术时没有监视器,手术者直接用眼睛通过硬性腹腔镜观察腹腔内的情况。

1826 年,Segalas 设计并发明了尿道镜,他是用镜子将光照射在一个直管内观察内部的情况。

1867 年,Bruck,一个牙科医生,他将盘曲的铂金通过电流加热以后,作为光源进行牙科手术。

1950 年以后,微创外科技术有了巨大的发展。

1951 年,Hopkins 发明了腹腔镜用的光学系统,通过纤维光缆,医生可以观察到腹腔内部的变化。

1956 年,Soulas 在法国报道了第一例电视支气管镜检查术,当时所的电视是黑白的。

1960 年第一台电视内镜系统在澳大利亚的墨尔本创建。

1984 年,掌式照相系统被应用于内镜手术中,CCD 影像传感系统的引进开创了现代的内镜电视系统。

11.2.1.2 光缆

1954 年纤维光缆的改良有了重大突破,其原理是光的反射、传导完全在纤维束内部,光能够沿着弯曲的纤维束进行传导。光缆是腹腔镜与冷光源的连接部分,有两种:一种是液晶导光束,一种是光导纤维导光束,后者常用。每根光导纤维直径 10 ~ 25μm,可曲光缆含有 100 000 根直径 10μm 的光导纤维。通常光导纤维损坏 30% 以上或中心区域 >2mm 面积损坏时就应该换新光缆。

(二) 冷光源

1. 普通光源与自动光源

在监视器影像信号控制下自动调整光强输出系统,即在普通光源的基础上加上亮度反馈,就成为自动光源。实际上它和摄像机内的电子快门具备一样功能,只是它的结构是一块集成电路装在光源内来调节光强输出,反光强时能减弱光强输出,反光弱时则加强光强输出,用这种方法可以不断地调节光强输出来解决反光过强及视物不清等麻烦,解决了手动调节的不便之处。在作诊断性腹腔镜时,普通光源已足够应用,但在进行手术时,由于肠管等脏器的反光常可影响操作,所以在选配光源时,要先了解摄像机的情况,如果摄像机内无电子快门设置,则一定要求选用自动光源,当然两者兼备效果就更为满意。光源有自动光源和人工调节光源两种:人工光源可以通过手术医师或护士进行光亮度的调节,而自动光源则是通过自动感应技术而进行调节的。

2. 灯泡

用于电视腹腔镜的灯泡已从卤素、固体金属卤盐发展到氙,产品的改进延长了使用期,色温也递增到更接近日光,功率也从卤素灯泡的 150w 增加到 250w 及氙灯泡的 400W。灯泡发展的优点是减少了手术中因灯泡损坏而更换的麻烦,更重要的是提供了逼真及足够光强的光照。由于摄像机的改进,对光的敏感度要求降低,对色温的适应范围也放宽,只要有此基本条件就可保证图像自然,所以对灯泡的要求就不显得那

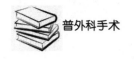

样重要了。

目前常用以下四种类型的灯泡:石英卤素灯;白炽灯泡;氙气灯;金属卤素灯。

（三）摄像机

摄像机在腹腔镜手术中的使用真正开创了微创伤手术时代。摄像机包括摄像头、摄像电缆和摄像机主体三个部分,其清晰度由水平扫描线表示,扫描线越多清晰度越高,最低光照度是摄像机显像所需要的最低亮度,多在 1.5 ~ 100lx 之间,数字越小,对亮度越敏感,感光能力越强,信噪比为摄像机输出的信号中正常信号与干扰信号(图像噪音)之比,多在 35 ~ 80 db 之间,数字越大,抗干扰能力及真实感越墙。80 年代以后,它的发展趋于体积小,重量轻,使用方便,高分辨率,色彩逼真和数字化。摄像头的关键元件是 CCD,它有把光的强度转变成电信号的功能。单个 CCD 达到 300 ~ 450 线分辨率,三个 CCD 达到 750 线分辨率。近年来,摄像机摄入的图像经数字处理系统处理后更清晰逼真,单个 CCD 数字摄像机在 1992 年美国 Circon 公司首先生产。目前还生产出三个 CCD 的数字摄像机、CCD 置于腹腔镜镜体头端电子腹腔镜摄像系统和三维立体摄像机,摄像机和冷光源还被制成一体机,既降低生产成本,又使用方便。进行腹腔镜手术应该使用 3CCD 或数字摄像机或更先进的图像系统。

（四）监视器

微创外科所用的监视器不同于我们家庭所用的电视机,手术用监视器对扫描线、分辨率、图像还原、像素等方面的要求非常高。

常用监视器一般为 14 ~ 21 英寸,目前多采用数字液晶显示器,围绕患者在四个方向上均安置监视器,这样使得手术者和助手可以更加方便的观察到手术视野。监视器大小的选择取决于手术者和监视器的距离。术者离监视器越近,监视器应越小,但不能小于 14 英寸。妇科腹腔镜手术时,若监视器置于患者下肢远端,最好选用 21 英寸监视器,监视器的分辨率至少 600 线。

（五）图像记录设备

为了及时总结、复习和教学的目的,在手术过程中需要记录腹腔镜手术的整个过程,尤其是对成熟手术和比较满意的手术过程或各种新手术看展的早期或特殊、疑难手术的每一个病例,更须如此。腹腔镜手术用的图像记录设备有:

1. 家用录像机

它可以完成一半的资料记录,但其清晰度低,目前有多制式录像机,但在记录 NSTC 制式时的效果不太理想。

2. VCD 或 DVD 刻录机

清晰度高,可完成多制式图像的录制,且携带方便,便于长期保存。

3. 多媒体设备

利用计算机将图像信息记录在磁盘上,其主要特点是除了储存记录外,还可以连接静态图像打印机,将选定的图像打印成照片,并举有检索功能,可满足教学、科研于交流等多种需要。

(六) 术中 B 超

腹腔镜手术中所用的各种成像设备为镜下手术提供了清晰放大的图像,是传统的开腹手术所不能及的。但其不足之处是只能看到表面而无法知道内部的情况,不像开腹手术时可以用手直接触摸了解各个器官、肿块的大小、性状、硬度及其与周围组织的具体情况,从而为手术的设计提供重要的依据。现在有一种专为腹腔镜设计的 B 超,即用一棒状 $8 \sim 10Mhz$ 的超声探头经套管进入腹腔进行扫描,应用这种 B 超可以弥补腹腔镜不能深入脏器内部之不足。在腹腔镜手术时可以了解脏器内部的病变以及为肿瘤定位,并为细胞学检查的镜下穿刺提供方向。

二、气腹形成系统

气腹机是用来将气体注入腹腔的机器,目前的气腹机一般采用 CO_2 气体。机器的控制面板上有各种压力的数字显示,包括 CO_2 气瓶内容量和压力,腹腔内压力,每分钟充气流量,手术中消耗的 CO_2 总量,手术用气腹机还有对腹腔压力过高的报警系统。

(一) 机械气腹机

术者可经流量表玻管内小球浮动情况来了解进气是否正常,根据腹压表及进气表来了解腹压及 CO_2 进入量。还有一个快速充气阀可在术中以 $4L/min$ 的速度快速补给 CO_2。其优点是价格低廉且不易损坏。缺点是手术时供气速度太慢,镜下手术时经常要进行冲洗吸引,在吸出液体的同时往往也吸出了气体,故要求及时补足。这种气腹机在快速充气时要有专人按住充气钮,并要反复向储气槽内充气故甚有不便;再加之气腹压过大时也不会自行停止补气,因此也不够安全。目前,这种气腹机已经淘汰。

(二) 电子气腹机

也称为自动 CO_2 气腹机,可以根据手术要求预先设定腹压,手术中可维持此腹压不变,一旦超过预设值就会报警而自动停止进气,如腹压降低则迅速以 $9 \sim 16L/min$ 的

速度快速补入。使用此种高流量自动气腹机,对手术中持续保持良好的视野至关重要,尤其是术中出血时进行止血确是一个可靠的保证。目前的气腹机还可以测定并显示充气压、充气速度、气腹压及气腹耗气量,因它具有电脑动力控制,充气速度已达31L/min,亦无生理干扰。

(三) 加温气腹机

因腹腔镜手术范围的扩大及手术时间的延长,CO_2 用量从原来的 5 ~ 6L 增加到有数百升者。经直肠测体温可发现其下降达 1 ~ 3℃。有人认为腹腔镜术后的气胀痛和输入冷气体有一定关系。因此设计了一种加温气腹机使输入的 CO_2 经过加温处理而保持 37℃,用此方法减少了术后疼痛及呕吐等并发症。

三、冲洗吸引系统

腹腔镜手术中对腹腔脏器的冲洗需要借助一定的装置,腹腔镜手术用冲洗吸引器是必备的装置。很多厂家在吸引器的基础上生产出吸引、冲洗合二为一的冲洗吸引泵,冲或吸的压力可以根据手术需要在一定范围内进行调节,通常在 53.2KPa 以内。医师只需使用一个冲洗吸引管,机器可将水"泵入"腹腔并吸出,术中可以及时清理手术野,保持手术野清晰。冲洗吸引泵的作用不仅是冲或吸,还可以进行注水分离组织,因此是腹腔镜手术中不可缺少的设备。使用壁式吸引器时,可以使用单纯用于注水和注水分离的冲洗器,这种冲洗泵可达到 106.4KPa 的冲洗压力。

冲洗吸引器有电动和气体做压力动力的两种,可以根据需要进行选购。

(一) 冲洗吸引器

①单独专用的冲洗吸引装置,其光能必须满足:合适的压力,水压太大容易漏水,太小则吸引效果差;合理的无菌循环及保险装置,防止逆流及吸出的污水污染腐蚀机芯。

②利用全自动二氧化碳气腹机带冲洗吸引装置的组合机型。

③无冲洗吸引装置的操作,如果未购置冲洗吸引器,其负压吸引可用开腹时所用的负压装置来替代,其冲洗进水可通过抬高输液瓶或加压软包装的密闭输液瓶以增加水压及进水速度,但这种方式难以满足快速进水的要求,如果遇到比较大的出血或破裂的脏器流出的污物,也不能够快速吸出。

(二) 冲洗吸引管

专用的冲洗吸引管,其开关有活塞式或扳手式,连接头有两通或三通式,直径有

5mm 和 10mm,最好选用有大管腔、能防堵塞,且连接简单、使用方便者,目前常用的是 5mm 吸引管,但是对于某些特殊疾病,如肝包虫病或肝脓肿,应选用 10mm 吸引管,这样可以更加容易吸出子囊和坏死组织,避免残留。

四、动力系统

腹腔镜手术与剖腹手术不同点在于,腹腔镜手术是把手术者的眼放入腹腔内的同时,把手术者的手关在腹腔外,而剖腹手术时术者左手引导右手操作,不仅感觉灵敏且技巧悯熟。腹腔镜手术者,要以 330mm 长的器械代替手进行远距离操作,故常有力不从心之感。因此各种手术的动力均被引用到腹腔镜手术中来,包括外科激光手术器、高频电刀、内凝器、氩气束凝血电刀、微波刀及超声刀等。

(一)激光

腹腔镜手术中较早应用激光并用得较为普遍者是美国,开始仅用于处理子宫内膜异位病灶,后遂广泛用于胆囊、宫外孕与卵巢囊肿等手术。与单极电凝相比,用激光进行锐性分离效果较好,但其凝血效果则要比电凝差。

(二)高频电刀

1. 工作原理

(1)电流对组织细胞产生的效应:电流对组织细胞产生的效应可分为电解、发热与电刺激,而手术需要的仅仅是其发热效应。

高频电刀的热效应可对组织产生三种不向情况的改变:

电灼疗法:是电磁波诱使电极尖端与组织表面不直接接触而通过空气进行火花放电。这时热能被限制在组织表面的视觉可见火花散布区。

电凝固术:随着电流及热能的增加.使组织发生热坏死。

电切割:由晶体管发生器发出的连续正弦波,这类切口边缘光滑。如将电凝的断续波或电灼疗法的断续非等幅波叠加上,它就会在组织中引起能达到汽化点的高热效应,使细胞爆裂,最后在切口表面留下一层不光滑的硬壳。

(2)趋肤效应及其危害:医学应用的目的只希望电凝器的接触点发热,然而电流在身体内流动时必然产热并可发生电解及其他生物电反应。按照 Faraday 定律及 Lenz 负反馈定律;流动的电流(涡流)会在导体周围感应出磁场(电流),且感应总是对抗它的起源,即感应电流与涡流的方向相反,同时随频率的增加电流将从导体内移向表面,这就是趋肤效应,且只有当频率超过 100MHz 时才明显,这种效应有造成远处部位脏器或组织损伤的可能。

2. 注意事项

由于使用高频电刀有一定的危险性,易造成意外伤害,使用时应注意:

(1) 负极板应尽量靠近手术的部位且必须固定妥当。

(2) 电凝器的功率应不超过250W,高频电刀在做一般的切割分离使用时,不要使用单纯电凝,以防止形成的焦面包裹电刀头,而导致绝缘性能增加,手术时一旦发现电刀头的末端有焦痂及时剔除,电器械与组织未完全接触时,不能通电。

(3) 为防止电传导中引起的热损伤,或使用过程中的误伤,应注意:通电的时间不可过长;电刀头不能接触其他的金属器械及夹闭在血管及其他管状组织上钛夹;重要组织器官的附近,或明确的血管离断慎用或禁用电刀;电刀的使用必须在腹腔镜的视野监视内。

新型的高频电刀具有自动调节电切功率输出、Blend Ⅰ、Blend Ⅱ设定、强电凝、软电凝及表面电凝、自动双极电凝、电切功率调节等功能。

(4)高频电刀的手术并发症:高频电刀可以使安装心脏起搏器的病人发生室颤或停搏,应列为禁忌。目前因中性电极未密切接触皮肤引起局部烧伤或身体其他部位接触金属等导电体而发生误伤都能够注意避免。但腹腔镜下因高频电刀发生并发症者仍有较多的报道。高频电刀特别是单极电刀的主要并发症是空腔脏器损伤,如小肠、结肠损伤导致肠坏死穿孔,小的损伤可以造成瘢痕狭窄,有的损伤可在手术时发现,但是有的是在手术后1~3周才出现症状。

电刀的损伤可发生在其作用电极的附近,也可以在远离部位的脏器,邻近部位的损伤主要是热传导,远离部位的损伤主要是因为:①电流的传导;②趋肤效应;③器械绝缘不良或其裸露端即不绝缘部分伸出导电的套鞘长度小于10mm,此时如果有肠管接触到套管鞘,就有可能因套管鞘的导电作用而被烧伤。④作用电极未与含导电物质的液体分开,如含有电解质的盐水、血液、湿的纱布都有可能将电流传导到远处造成损伤。脚踏电切电凝开关,作用部位通电而无反应,提示电流可能已传导到远处,应立即停止脚踏开关并检查原因。

所以,高频电刀是一种既带危险性,然而又是腹腔镜外科手术所必有的器械,在手术中应熟练掌握、仔细小心地使用,谨防损伤脏器组织。

(三) 内凝器

内凝器是一种由 K. Semm 设计的以低电压产生热效应的蛋白凝固器,它的基本原理和电烙铁相似,所设计的器械有内凝头、内凝钳、内凝剪和内凝刀等。其实很早以前就有外科医生利用烧热的金属来止血的经验,现在的内凝器是利用一个低电压高电阻来产生热效应。内凝器的最大优点是安全。因它并不带电故没有高频电刀的热烧伤。它的热度较低故凝固深度范围在2mm以内。

（四）氩气刀

以氩气为电媒介,其凝血效果好,焦痂薄,热传导损伤小,对广泛创面渗血的止血效果最好。但对明显动静脉的出血及重要组织器官的附近(如胆管及大血管)也不宜使用。

（五）超声刀

超声刀是20世纪80年代末期在国外开始应用于外科手术的一种新的医疗器具,目前在美国、英国以及日本等发达国家发展很快,已较广泛应用于各种外科手术,大有取代电刀的趋势,国内也已经有越来越多的医院配备了这种设备,但应用还不广泛。

美国强生公司生产,工作频率55.5kHz,刀头振动幅度50~100微米,配备有10mm剪刀型超声止血刀头(LaparoSonic CoagulatingShears,LCS)、5mm LCS、5mm钩型及球型刀头;10mm LCS有平面、钝面及锐面三种功能,以适合不同情况的组织的切割,5mm LCS为圆柱形。功率输出设定为5档。

美国外科公司生产,工作频率55.5kHz,刀头最大振动幅度110微米,配备有5mm LCS、5mm钩型及球型刀头,无10mm刀头。5mm LCS为尖角型。功率输出设定为10档。

Olympus SonoSurg - G2:新一代超声手术系统,同时实现了迅速切开和充分的凝固。其特点是:双频设计,可选23.5kHz或47kHz。备有5mm及10mm手术器械系列。超声刀顶端加载量显示。剪刀刀头可360o旋转。可与高频电刀一起使用。各组件可以拆卸。可进行高压灭菌和超声波清洗。各组件可反复使用,降低使用成本。

（六）结扎束血管闭合系统(Ligasure)

应用威利公司的专利实时反馈技术(InstantResponseTMTechnology)和智能主机技术(SmartGeneratonTMTechnology),输出高电能,结合血管钳口压力,使人体组织内胶原蛋白和纤维蛋白熔解变性,血管壁熔合形成一透明带,产生永久性管腔闭合,无论开放手术,还是腔镜下手术,LigaSure/"结扎束"血管闭合系统对于直径大至7mm的任何静脉,动脉或组织束都可以大显身手,更安全,更快速,更方便地闭合(或切割)。

①结扎束血管闭合系统已经在全球超过12000例手术中应用。

②应用Valleylab/威利专利"血管闭合技术"融合血管和组织内胶原蛋白,产生永久性闭合。

③应用 Valleylab/威利专利"即时反馈技术"完成智能化闭合血管,结束音提示闭合完成。

④科学的临床研究证明,闭合带可承受三倍的正常人体动脉收缩压。

⑤直接作用于组织束,闭合血管直径 0~7mm。

⑥重塑病人自身胶原蛋白,无异物存留,杜绝术后感染和粘连。

⑦热传导范围小,较少的组织粘连和焦痂。

⑧可见透明的闭合带,医生无后顾之忧。

⑨减少了针状传统缝合器械的误损伤。

(七)CUSA 系统

CUSA 系统采用完全式的设计,包括超声发生系统,负压吸引系统和控制冲洗系统,确保种类手术能够选择合适的刀头振幅,负压吸引和冲洗量。

CUSA 系统操作简单,为手术室工作人员提供了顺序显示的简单开机过程,显示清晰的可调节的刀头振幅,CUSA 的工作频率为 23KHZ,振幅最高可达 355 微米,可破碎纤维化的和钙化的肿瘤组织,振幅的调节通过控制板易读的光棒来显示。

特别是 CUSA－200 独有的 CAVI－PULSE 系统,可提供四种不同的振荡模式,以控制破碎组织的速率和增加手感反馈、以增加靠近生命中枢结构的选择性和安全性。当外科医生停止超声震荡的时候,CUSA－200 系统将自动停止吸引并关闭吸引器管路,以防止持续负压对正常组织的牵拉吸引所造成的负损伤。强劲的双头吸引泵确保有效快速的组织吸除。同时配备有活体样品收集袋,以便以集被破碎及吸除的组织。一次性负压收集袋和管道系统可防止交叉感染,并且不需要清洗污染袋。CUSA－200 系统可提供冲洗速率为 1.5 毫升/分－50 毫升/分的可调速冲洗液。当医生用快速冲洗状态时,CUSA－200 系统将以 50 毫升/分的冲洗量冲洗手术野。所有功能均不需要将手机从手术野移开,也不需要用其他器械帮助。

(八)PK 刀(等离子电刀)

为等离子脉冲双极输出,可在腹腔镜下直接闭合 7mm 以下的血管,开放手术时可以闭合 10mm 以下的血管,有 3mm、5mm、10mm 规格,并且有多种分离、切割器械,也可以和其他的双极电切、电凝器械相连接,主机自动识别所连接器械的功率。

五、手术器械系统

常用的腹腔镜手术器械有反复使用和一次性使用两种。为使用和保养方便,反复使用的手术器械,多制成 360 度可旋转、可更换的钳叶,并趋向于标准化,器械的各个部件便于拆卸和互换。除一些特殊器械外,常用的手术器械直径均为 5mm 和 10mm,并均有连接单极或双极电凝的接口,和早期的器械不同,现在生产的、可以进行电凝的器械,一律都有绝缘层(连接内凝器的手术器械无绝缘层)。除这些常规手术用器械外,一些专为腹腔镜手术设计的器械,目前正在不断地被开发出来,应该根据手术的实际需要选择手术器械。

（一）气腹针

气腹针是必备的手术器械,为防止伤及腹腔内脏,它的设计分为两部分:管状针鞘;带有弹簧的、钝性针头和针芯。这两部分可以拆卸。进行穿刺遇到阻力时,针芯回缩,管状针刺进组织,一旦进入腹腔或无阻力区域,由于弹簧的作用,钝性针头的针芯弹出,保护管状针不至于刺到脏器。气腹针的长度一般有 80mm、100mm 和 120mm 三种。特殊直径的气腹针,可经管状针鞘放入针状腹腔镜。

（二）套管穿刺器

又称套管穿刺针,是腹腔镜和手术器械从外界进入腹腔的通道。它基本上分为两个部分:针芯和套管鞘。套管鞘上有一个阀门,防止手术时腹腔内 CO_2 外溢。套管鞘的阀门有两种:一种是弹簧式,手术者必须用手操作才能使器械自由进出;另一种是活瓣式,当进入镜体及手术器械时,手术器械将其自动推开,取出器械时它会自动关闭,这种活瓣式阀门可以让手术器械自由移动,为防止尖锐的器械在通过阀门时损坏,有的套管穿刺器在套管外有一个可以控制套管内活辩式阀门的装置。套管针的直径3～10mm。根据所用的腹腔镜及手术器械的直径选用不同直径的套管针。各种不同规格及型号的穿刺器。

现在很多厂家生产一次性使用的套管穿刺器,针芯类似气腹针有锐性的针尖和钝性的保护装置,一旦穿刺针进入腹腔,锐性针尖立即回缩或者钝性保护装置弹出,以避免穿刺器伤及腹腔脏器。一次性套管穿刺器均为说塑料结构,绝缘,注意保护也可以反复多次使用。其塑料外壳不反光、不导电,防漏气阀门多为翻动式盖片型,可随器械的进入而自动翻开,器械推出后自动关闭,使用比较方便。

一次性穿刺套管的锥芯装有安全鞘,可防止穿刺损伤,如强生公司的套管针均有安全鞘。目前使用的回缩式安全鞘,反应时间不足 10ms,远远快于手的穿刺推进速度,而直视式穿刺套管,使第一枚主套管由盲穿变为直视,由一次性用力刺入该为逐渐进入而更加安全。

套管穿刺针的辅件:防止 CO_2 漏出的橡皮圈或橡皮套;可以将套管鞘固定在腹壁

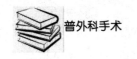

上的螺纹固定套;转换器;一次性套管穿刺针使用的转换盖片,转换器和转换盖片是将10mm套管鞘转换成5mm手术器械,防止CO_2漏出的简单装置等,手术时最好都备全。

特殊套管:①钝头穿刺套管:在有腹部手术史、粘连比较严重而用开放式进入腹腔镜,或使用无气腹装置时,因穿刺套管时无气腹的气垫作用,为避免损伤,可使用钝头穿刺锥。Hanson套管带有防漏气装置,尤其适合腹部腹腔镜手术。②胸腔套管:除了穿刺的钝头歪,其套管无防漏气阀门及入气装置。③加长套管:用于过度肥胖患者。④可弯曲套管:用于特殊器械的进入。⑤可视性穿刺系统:可以在直视下控制穿刺,在扣动扳机切割组织之前,可以看到每一层组织,彻底避免了盲目穿刺,防止了损伤。

理想的穿刺套管,应具备穿刺时省力,腹壁损伤小,安全而不易损伤、绝缘、能被X线穿透、密闭性能好、防锈耐腐、容易消毒。

（三）手术钳

1. 抓钳

用于夹持组织的钳子,常用的抓钳直径为5mm和10mm。又分为损伤抓钳和无损伤抓钳两种。钳口有"V"形和"U"形之分,后者的钳抓作用牢固可靠。无损伤抓钳多为弹簧式手柄,用于夹持不被切除的组织成输卵管较合适。对于较硬的组织或将被切除的组织,10mm的大抓钳或5mm的有齿抓钳可能更有用。

2. 分离钳

同常规手术器械一样,腹腔镜手术常用直、弯分离钳分离组织,由于腹腔镜手术操作的特殊性,除直、弯形状的分离钳外,还有一些特殊角度的分离钳。手术中常用5mm的分离钳,由于电凝在腹腔镜手术中应用较多,分离钳均有单极电凝接口,手柄均有绝缘层。钳叶可以360度旋转,方便手术操作。现在很多厂家还生产钳叶和手柄可以拆卸的分离钳,当钳叶损坏,只需更换钳叶即可。手术中最好不要用分离钳夹持较硬的组织,以免使分离钳钳叶松动。每一种分离钳都可进行分离、止血、牵引及缝合打结。

（四）手术剪刀

剪刀是腹腔镜手术中常用的器械。除直、弯剪刀外,有各种不同形状的剪刀,如:勾状剪、微型剪。剪尖有直、弯、钩形、锯齿状及单关节或双关节几种。每一种形状剪刀部有不同的用途。手术医师应根据手术需要来选用剪刀。例如:微型剪在剪开卵巢肿瘤外层的正常组织时比其他形状的剪刀优越。弯剪刀在分离组织粘连时可能比勾、直剪更方便。10mm 的大弯剪在剪断无血管的较硬的组织时更得心应手。

同分离钳一样,多数剪刀也有单极电凝接口和绝缘层手柄,使用时可以电凝后再剪断组织。有的剪刀可以拆卸和 360 度旋转,便于消毒、更换和使用。

（五）施夹器与夹钉

施夹器有单向或双向活动,及与夹钉相对应的型号,个别还可拆装、变换型号。还有一次性施夹器和连发施夹器等。

夹钉有不吸收的钛夹、钽夹,可吸收的塑料夹,可形成环形或线形夹闭。型号有中号、中大号及大号三种。

钛夹由钛合金材料构成,对人体的兼容性好,不产生排斥,主要用于手术中止血、闭合小口径的管道组织。

（六）针持与缝合器

分为掌式、枪式、推杆式和拉杆式。最新的一种类似缝纫机式的自动缝合器械,使镜下缝合简单易行。

持针器是必备的手术器械。它的钳叶有各种不同形状以满足手术操作不同的角度需要,直径 3~5mm。有的直针的持针器不适于夹持有弧度的弯针,勾状持针器可以夹持直针和弯针。

（七）结扎套圈器

结扎圈套器是腹腔镜手术最常用的结扎工具,它由缝线和推结杆组成。缝线在推结杆前端制成 Roeder 和各种改良的 Roeder 结,形成环状。

（八）打结器

打结器是指体外打结时使用的推杆,有一次性的塑料推杆及重复使用的 V 形、U 形、O 形推杆。

（九）钉合器

钉合器的夹钉可将两个片状的组织钉合在一起,钉合后的夹钉形成环状的闭合,主要有两种:

1. 单发钉合器

即疝修补钉合器:可钉合片状组织,均于疝修补术补片的固定及腹膜关闭。

2. 吻合器

通常是三排钛钉相互交错而完成对所钉合组织的关闭,而且钉合与切割一次完成,避免了再次切断的定位不准确性,并且更加安全。吻合器又有环形吻合器及线形

吻合器,前者用于空腔脏器的端端吻合,其直径在 25~30mm 之间,适用于不同直径管腔的吻合,其中美国外科的环形吻合器性能更为良好可靠;后者的钉合长度有 30、35 及 60mm 三种,可用于空腔脏器的侧侧吻合或空腔脏器及大血管的闭合。

为使吻合时被钉合组织的厚度与夹钉的长短更加适合,在吻合器使用前还需用测量器测量组织的厚度以便选用不同厚度的夹钉。

（十）电分离器

电分离器即电钩,用于分离、解剖组织,在腹腔镜外科手术中使用率最高的器械,极易损坏,要求非功能部分必须有绝缘保护,功能部分防止起焦痂,并带有冲洗和吸带烟的通道。其直径为 5mm,形状有 L 形、J 形、针形、刀形和铲形等。

（十一）标本娩出器械

1. 标本娩出袋

专用标本袋的颈口大、牢固、密封。对小标本,估计容易娩出时、可用避孕套或医用手套代替。如需取出大标本又无专用的标本袋时,可选用比较牢固的膜片缝制,选用的材料最好弹性小、韧性大、光滑,制作时应使标本袋底部无缠线及针眼。

2. 标本粉碎器

用于粉碎较大的标本,如肝脏、脾脏及子宫等。

3. 腹壁撑开器

可用于标本取出时置入戳孔进入扩张,以便于标本的取出。

（十二）造影钳及造影管

中空的长杆及末端的弧形钳口,可通过并固定造影管,是经胆囊管胆道造影的专用器械。造影管多可用 3~4 号输尿管导管代替。

（十三）内镜手术刀

内镜手术刀有单刃刀、双刃刀、尖刀、圆刀,可安全地用于内镜下的切割。镰状手术刀主要用于内镜胆总管切开。

（十四）扩张器械

由引导棒及依次增粗的扩张器组成。主要在将细的诊断用腹腔镜向粗的手术用腹腔镜的转换时,用于扩大戳孔。

（十五）气腹袖套

术者的一只手可经此进入腹腔镜的操作视野而不引起漏气。虽然也要开一 7cm

的腹壁切口,但避免了腹腔镜手术中触觉的缺失,也增加了处理较粗大血管的安全感,尤其是在大手术或大标本需要经腹壁取出时,有其一定的优越性。可用于肝、脾及直肠的腹腔镜手术。

(十六)活检钳

活检钳是用来在腹腔镜手术的同时切取部分组织进行病理检查的器械,根据所切除组织部位的不同,也有不同的形状。活检钳钳叶的边缘均很锐利,便于活检组织。

(十七)牵开器和拨棒

主要有爪形牵引器、棒状牵引器和球囊牵引器,用于牵开手术野周围的脏器和组织,便于手术操作。

妇科腹腔镜手术中肠管经常滑入盆腔,使手术发生困难。牵开器有助于拉开肠管,特别是进行子宫后方手术时。牵开器有各种类型,最简单的是拨棒,在此基础上出现多种头部可变动的拨棒和牵开器,扇形牵开器更为实用。

(十八)举宫器

通过子宫腔举宫器用于活动子宫,有助于手术中暴露手术野。它的设计建立在输卵管通水器基础上,更多用于不孕症腹腔镜检查或输卵管手术中进行输卵管通液治疗。

(十九)穿刺吸引针

穿刺吸引针直径 5mm,针头端的直径 1mm 左右,粗细不等,直径大些的用于腹腔液及囊肿液的吸取,直径小的可用于药物注射。

(二十)内镜超声

包括两个 7.5MHz 的扇形探头。90 度直观探头适于纵向扫查组织的定位诊断,45 度侧视探头适于大面积组织的超声诊断。探头直径 9.6mm,长 300mm,探头手柄上设有图像冻结、开关,主机上也有图像冻结、视野调节、增益调节功能。

在腹腔镜胆道手术中,可替代术中造影,探查胆总管的粗细、有无结石;在内镜外科手术中可了解血管及其他重要器官及组织的解剖,缩短手术时间,避免损伤,在腹腔镜探查时可帮助了解腹腔镜直视下难以明确的病变范围,增加腹腔镜肿瘤分期的准确性。

(二十一)内镜碎石机

与一般体外碎石机的区别在于,内镜碎石机通过细长、柔软的导线(探头)经内镜

的器械孔引入体内将能量发放在结石的周围直接对准结石发放,这样在提高碎石效果的同时,还可大大减小发放功率,减少对周围组织的创伤。

（二十二）纤维内镜

纤维内镜主要是指胆道镜和肠镜,胆道镜尤为常用。腹腔镜下使用的胆道镜必须是能够通过腹壁的套管进入体内,最好是通过细套管,这样可以不必为术中胆道镜而增加一个粗套管。因此,为了通过直径5mm的细套管最好选用3mm的细胆道镜,因为胆道镜在进入套管之前还必须先套入专用的转换器中,以避免套管防漏气阀门对胆道镜的压迫。

肠镜主要用于腹腔镜下肠切除的病灶定位。胆道镜的取石网篮与活检钳可在腹腔镜下配合胆道镜治疗胆道疾患,主要是胆总管结石。其粗细必须与选用的细胆道镜的操作孔相配套吻合。

（二十三）缝线

手术缝线最好应用可吸收线,Dexon和Mexon均为水解吸收线。因其抗张力强度好,扣结定位佳不易松开,穿过组织容易,故适用于腹腔镜手术。Dexon在组织内15天开始吸收,30天大量吸收,至60~90天完全吸收,组织反应非常小。

六、腹腔镜设备的安装与调试

（一）安装

腹腔镜的大型设备应安装固定在稳重的专用台架上,放置架可做成3~4层,其四边不应做成密封固定的匣状而应充分开放,如能做成可开启的活动叶片最好,使用时打开叶片以利于散热,收藏时放下叶片利于防尘。一般将监视器放在最高一层,监视器中心的高度最好在术者水平视线上,至少应在水平视线的-15~15度范围内。如有两台监视器或监视器和家用电视各一台,而需要将其分开放置时,可将其他的设备也分成两组分放于监视器或电视之下。光源和摄像机应放置在一组以方便连接,但在工作中光源最好移出放置架以利散热。

（二）连接

1.成像系统的连接

（1）如只有一台监视器,其连接有两种方式:

监视器在最末端,其图像信号来自录像机。虽然监视器的清晰度可达400线以上,而家用录像机的清晰度只有270线,则监视器中图像也只有270线。用此法连接可使监视器监视录像机的工作,保证录像机的录像工作。

监视器的图像信号直接来源于摄像机,保证了监视器的清晰度,录像机在最末端,其工作状态未能得到监视则难以保证录像的质量。

(2)使用两台监视器(电视),则既可保证术者使用的监视中图像的清晰度,又使录像机的工作得到保证,这是腹腔镜影像系统的合理连接。

2.电源的连接

每个放置台架应有一个总的电源输入线,如电压不稳还应配有稳压器。但应注意,在使用完毕后应逐一关闭各项设备的电源开关,而不应图方便直接关闭总电源。如用总电源线来统一开启所有电器设备,在同时启动的瞬间,各设备可相互影响而损害电器设备的电机,还可因为开启瞬间的启动电流大大增加而导致总电源因过电流而烧毁。

3.气腹系统的连接

连接气腹机时应仔细阅读其使用说明,主要应注意:

(1)是否需要减压阀、是否需要电源　一般半自动或手动的气腹机不能直接与CO_2钢瓶连接而需通过减压阀,但工作时多不需要连接电源,全自动者多可直接与CO_2钢瓶相连,工作时需要连接电源。

(2)紧固防漏气　使用时应注意各连接点是否牢靠,有无漏气。

(三)调试

①打开摄像机和监视器,调整摄像机焦距使监视器的画面清晰度满意,色泽正常。

②冷光源的发光及备用灯泡功能正常。

③气腹机的输气管连接牢靠,不漏气,CO钢瓶中的气压充足。

④电凝器的连接牢靠,负极板连接无误。

⑤冲洗吸引器的进出水管连接正确。

(四)器械消毒和设备保养

腹腔镜手术器械的消毒以高压蒸汽消毒易为有效。通过此法可消灭所有微生物和芽孢,目前国内大多数医院的腹腔镜器械不都具备可高压消毒性能,因此不能进行高压消毒,只有特殊标志 Autoclavable134 度者才允许放入高压蒸汽消毒锅内。进行高压消毒时一定要将每把器械固定在专用的消毒器械盒内,不能互相碰撞,消毒时不能被其他重物压于其上。高压蒸汽消毒虽消毒彻底,但对光学镜头和锐器有一定的影响,不适于只有一套手术器械又要连续进行手术的医院。

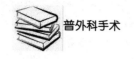
普外科手术

目前采用最多的消毒方法是化学消毒法,即高标准消毒法,其要求是消灭所有的包括艾滋病毒及乙型肝炎病毒在内的微生物,仅留部分少量芽孢。现有大量资料证明,腹腔镜器械经过用高标准消毒法已能够达到要求。现在用得较多的是福尔马林(甲醛)熏蒸法及戊二醛浸泡发均属于高标准消毒法,手术室应备有三只用于器械消毒的器械盒,使用10%的甲醛(福尔马林)和2%的戊二醛,浸泡20~30分钟,不要浸泡时间过长,取出器械,放入盛有生理盐水的器械盒漂洗,取出再放入第二只盛有生理盐水的器械盒内漂洗,将化学消毒液冲洗干净,用干纱布擦干,有秩序地放在手术器械台上。

有条件时,最好使用环氧乙烷气体熏蒸手术器城和光学镜头,这种方法是最安全有效的。但不适用于连台手术时,可以对腹腔镜的连接电缆、手术器械做定期熏蒸消毒。

摄像头和连接电缆不要进行消毒,用一次性透明的消毒塑料套隔离保护无菌区。

腹腔镜手术设备及器械比常规手术器械构造复杂、精细,保养的好坏关系到使用寿命,最好有专人保养,负责保养的人应该熟悉整套设备和器械。所有设备应放在设备架或专用车上,腹腔镜设备在安装调试好后应固定在手术房间内,不要移动。每次手术前应接好电源,将要使用的机器打开电源运作一下。手术后,应先将每个机器上的电源开关关掉,再将总电源切断。

气腹机内残余的CO_2应在关机前排净,所有的压力指示表都应该置于0位。此外,由于国内尚没有专门为腹腔镜手术所生产的气态CO_2,目前使用的均为液态CO_2,从CO_2钢瓶释出后转为气态,这种CO_2对气腹机可能有一定的不良影响,如果能对其进行滤过,对机器有益,将延长气腹机使用寿命。

器械的使用寿命与它保养的好坏很大的关系。手术后,将器械冲洗干净.擦干或吹干,特别是空心管道的器械内一定要使之干净干燥。金属部分用医用石蜡油薄薄地涂一层。器械应放在器械柜内,任何时候都不应该将器械掉在地上或使器械弯曲。

导光光缆使用较长时间后,要检查光导纤维。距离20cm用光去照光缆末端平面,暗点表示光导纤维损坏,中心区域承褐色是氧化损坏。

全金属的器械,如气腹针、套管穿刺针等,应将每一部分拆卸下来洗净、擦干、上油后再安装好。

一次性手术器械不应该反复使用,因其不易清洗,消毒后达不到灭菌要求的目的.容易引起交叉感染。这种手术器械价格昂贵,使用后清洗干净,可以留作腹腔镜手术培训使用。

手术器械最好经常使用,如果长时间不用,应该定期检查并保养。

(1)腹腔镜手术设备包括摄像机、录像机、监视器、气腹机、电凝器及冲洗器等,应有固定的放置室及专用的放置台(架),如能够设置固定而专用的手术间可防止过多的移动而造成对设备震动损害。

(2)每次手术完毕后,应逐一检查其性能是否完好,再切断电源。

(3)放置的地方应做到防潮、防晒,并远离油污、远离有毒、有害、易燃、易爆及腐蚀性液气体。

(4)定期除尘。

(5)对设备表面的清洁应避免用腐蚀性液体和粗糙物体擦拭,必要时用专用清洁剂。

(6)每次手术完毕后均应及时清洗,最好用清水冲洗,对带有组织碎屑处,尤其是功能部分,如刀、剪、钳及穿刺套管管芯的尖端部分,应轻轻刷洗,并立即擦干,都长期不用的还应涂以器械保养油,不能用带酸碱性的清洁剂清洗。

(7)对带管腔的器械,如穿刺套管、冲洗器、电钩、电铲、胆道镜等,每次使用后都应对其管腔部分及时刷洗或以专用的清洗器、注射器加压冲洗,再吹干上油。

(8)锐器的部分,洗净后应加以保护套,以防止伤人及损害其尖锐性。

(9)可拆卸的部分应及时拆开清洗,待消毒后使用前再行安装,易于遗失的小部件应放置在盒内。

(10)腹腔镜手术器械的收藏应有专用器械柜,并保持干燥、防尘。

第三节　腹腔镜手术的优缺点

腹腔镜手术是在密闭的盆腹腔内、医师直观监视屏幕下进行的手术操作。它需要一定的设备将 CO_2 充入腹腔形成手术空间(手术野),摄像系统连接插入腹腔的腹腔镜,将腹腔内手术野暴露在监视屏幕上,医师通过操纵连接腹腔内外 5~10mm 的管道插入腹腔的手术器械进行手术操作。

腹腔镜手术与传统手术的不向在于:腹腔不被切开,不暴露于空气中;借助于摄像系统、手术野的暴露比传统手术充分;手术部位以外的部位不会受到不必要的操作干扰;切开、结扎、止血主要依赖于电凝外科来完成,手术部位的异物明显少于传统手术;盆、腹腔内环境受到的干扰少;手术野失去真实的三维立体视觉。

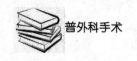

手术性腹腔镜在治疗外科疾病中的作用越来越受到人们的瞩目。多数热衷于腹腔镜手术的医师认为,绝大多数外科手术都能够、都应该用腹腔镜来完成。近年来,腹腔镜手术设备及器械的发展克服了早期存在的技术问题,借助这些先进的器械和设备,腹腔镜手术医师手术技巧也越来越成熟,手术的范围也越来越广泛。但是腹腔镜手术对组织的效应、手术对患者的影响是否与经腹手术相同? 与经腹手术相比,真正有意义的区别是什么? 腹腔镜手术优于还是劣于经腹手术? 由于尚缺乏科学的对比资料,目前没有肯定或否定的回答。

一、腹腔镜手术的优点

(一)同时兼有诊断和治疗作用

腹腔镜可以让医师进行诊断同时在镜下处理所遇到的外科疾病。由于腹腔仅被切开进入一次,麻醉也仅一次,而病人的手术风险则大大减少。一方面腹腔镜替代了大部分经腹的剖腹探查,典型的例子就是腹腔占位性包块,由于腹腔镜的使用使患者及医师避免了盲目的开腹手术。另一方面腹腔镜确诊诸如胃十二指肠穿孔、宫外孕、卵巢破裂等疾病的同时也能在腹腔镜下进行手术治疗。

(二)体壁神经和肌肉免遭切断

腹部外科传统的开放手术切口多数不可避免地要伤及体壁神经、撕开或离断腹壁肌肉,而内镜手术因其戳口微小且分散则一般不会伤及体壁神经,肌肉损伤也微乎其微,最近新兴的微型内镜手术器械更使戳口缩小至 2 ~ 3mm。所以,此种手术的切口并发症大为减少甚至得以消除,如在开腹胆囊切除术后发生率 10% 的切口裂开得以避免,切口积液、积血、感染等并发症显著减少,而且即使发生也易于处理,不会造成严重后遗症,如切口疝;另外切口疼痛轻微,一般也没有因体壁神经切断遗留的切口周围麻木不适。上述切口方面的优点在越是肥胖的病人越是突出。

(三)脏器干扰小、术后恢复快

腹腔镜手术不仅使切口创伤大大减轻,而且也使手术本身的内在创伤有所降低。放大的图像、优良的光照,使之颇有点类似显微外科手术之处,解剖更精确,电刀等高精尖武器也使出血更少。此外,腹腔镜手术由于没有纱垫对脏器械浆膜面的磨损,没有水分的挥发,没有手术室尘埃和滑石粉等异物的散落,常有因牵压过度影响脏器血运,所以它对脏器的干扰大为减轻,术后脏器功能性麻痹期大大缩短,加上术后伤口疼痛轻能早下地活动,脏器功能恢复加快,脏器粘连的机会大为降低,术后肺部感染、深静脉血栓形成等全身并发症也大为减少。一般而言,腹腔镜手术的脏器功能较开放手术要早恢复24小时左右。术后住院日也能缩短至原来的1/3～1/2倍,显著提高了床位周转率,加上病人康复快能早返工作岗位,因而具有良好的社会、经济效益。

(四)戳口灵活机动、便于多病联治

腹腔镜手术因戳口创伤微小而显现出灵活机动的特点,所以对多病病人,特别是病理灶相距较远者能够在一次麻醉下全方位的探查,进行诊断和鉴别诊断,继而联合实施腹腔镜手术治疗,取得事半功倍的微创疗效。

(五)传染疾病威胁小、手术人员较安全

腹腔镜手术使得手术人员因自伤和互相误伤导致与病人血液接触的机会大为减少,因而减少了一些患传染疾病(如肝炎、艾滋病等)的病人对手术人员的威胁,使有关人员的安全得到进一步保障。

(六)便于协作教学,便于录像存档,便于经验总结和学术交流,也便于教学

(七)患者术后恢复快

腹腔镜手术在密闭的腹、盆腔内进行,腹腔内环境受到的干扰很小,保持了相对的稳定,者受到的创伤远远小于经腹手术。中等程度的腹腔镜手术,患者都在术后7天之内完全恢复健康并投入工作。

(八)患者住院日减少

无论多复杂的腹腔镜手术都不需要较长的住院时间,平均住院日明显短于经腹手术。

(九)腹壁美容效果和腹腔粘连少

腹腔镜手术仅在脐孔及上或下腹部做3～4个5～10mm的穿刺,没有经腹手术那样长的手术疤痕。虽然人们认为这不是主要的,但随着人们生活水平提高,许多年轻的女性或生育期的女性在被进行外科手术时仍将此放在重要地位来考虑。

更重要的是与经腹手术相比较,腹腔镜手术后,患者腹腔粘连极少发生。正常情况下,损伤后72～96小时,纤溶酶活性有抑制纤维蛋白渗出的作用,损伤部位由间皮细胞修复覆盖创面。如果纤溶活性受到抑制,成纤维细胞游出、分裂,胶原蛋白沉淀、血管增生,使创伤局部发生粘连。任何抑制纤溶活性的因素都能促进粘连形成。经腹手术中,这种因素很多,如:手术器械、手术者操作对组织的挤压造成局部缺血、暴露在空气中的脏器浆膜层干燥、术中过多的缝合、腹腔内的血凝块、大网膜和腹膜黏附创面

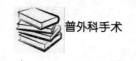
的趋向以及手术对脏器的创伤、感染等都会抑制纤溶活性。这些因素在腹腔镜手术中或是没有，或是较经腹手术少很多。腹腔镜手术对盆腔干扰小，没有纱布或手对组织的接触、没有缝线，术中充分冲洗腹腔，因此，腹腔镜手术后患者盆、腹腔粘连远远少于经腹手术。

（十）经济上节省医疗开支

腹腔镜手术使社会、单位及患者三方在经济上负担减轻。

美国统计，在经腹手术和腹腔镜手术费用相同情况下，仅住院日减少一项，平均费用就比经腹手术减少50%～60%。1985年，美国有78400例宫外孕患者，如果其中的60%用腹腔镜手术，住院费用可节省70560000美元，患者工作日损失减少470000个，可折合26342400美元，这两项相加，一年就可节省96902400美元。1987年，美国有70400例宫外孕患者，如果80%用腹腔镜手术治疗，就能节省138920000美元，这仅是患者、雇主和保险三项因住院日减少所节省的费用，此外还有因手术微创伤性、术后患者恢复快、病人术后用药明显减少，使患者的医疗费用降低。

二、腹腔镜手术的缺点

（一）需要腹腔镜外科再培训

腹腔镜手术操作完全不同于传统的外科手术，首先三维立体手术野为二维的监视屏幕所代替，其次以往的切开、结扎、止血等基本操作为电凝外科所取代，为腹腔镜手术应运而生的各种手术器械有别于传统的手术器械。这些对有经腹手术经验的医师来说都是不熟悉的，甚至是完全陌生的。诊断性腹腔镜的有限操作只是极小的一部分技巧性操作，而且以往诊断性腹腔镜都是直观腹腔镜. 这些对于欲进行腹腔镜手术的医师来说是远远不够的，因此在进行腹腔镜手术前，需要对医师进行腹腔镜手术的术前培训，在实际手术中还要在有经验医师的指导下，经过一定时间的实际操作训练才可能成为一名能独立进行腹腔镜手术的医师。

（二）需要较昂贵、复杂的设备

腹腔镜手术的开展、腹腔镜手术所能涉及的范围，以及手术质量的优劣，在很大程度上取决于腹腔镜设备、器械的好坏。一套能进行手术的腹腔镜设备，约数十万元人民币，这笔费用自然是在常规经腹手术设备之外。在考虑腹腔镜手术时不能不考虑这笔因设备增加带来的额外费用。此外还有手术器械和一些消耗材料的费用，特别是当使用一次性消耗性器械时。手术器械的精密和结构复杂，不如经腹手术器械耐用，手术中使用不当就容易损坏。器械的消耗也增加了手术成本。

（三）对手术医师有更高的体力要求

由于现在的手术台是为经腹手术所设计的,因此有时手术医师不得不采取某种强迫性体位进行手术。电视腹腔镜的应用解决了一部分问题,但使用一部监视器.或两手进行手术操作时,手术医师还不得不采取一种不自然的体位。加长的手术器械、二维的手术图像,要求手术医师必须高度集中精力,协调眼手的配合以进行高度精确的操作。

手术时间难以准确估计,有明确切除病变器官指征的腹腔镜手术时间较容易掌握。那些根据镜下诊断决定手术方式的手术,手术时间难以估计。

（四）手术危险性增加

手术危险性指可能有的手术并发症,特别是指经腹手术没有的操作:气腹针及套管穿刺针可能引起的并发症而带来的危险。直视监视屏幕的腹腔镜手术有比经腹手术更高的操作要求,实际上手术危险性的多寡取决于术者操作的熟练程度和经验。手术技巧不熟练者进行困难的手术时,无疑危险性会增加。目前还没有更多的资料比较相同目的的经腹手术和腹腔镜手术的不同危险性。

（五）某些腹腔镜手术的预后结果还未完全肯定

尽管腹腔镜手术在越来越多的疾病治疗中显示了它的优越性,但它在肿瘤治疗中的作用还是未知数,特别是用腹腔镜治疗恶性肿瘤。没有长期的患者预后观察,就不能肯定腹腔镜手术治疗肿瘤的优势或劣势。此外,腹腔镜手术有它的局限性,某些手术在腹腔镜下难以进行。

（六）视觉、图像、色彩发生变化

与传统开放手术相比,内镜手术丧失了立体视觉,变成了平面视觉;手术图像有所放大;图像色彩也有不同程度的失真。虽然现代高科技使腹腔镜手术设备的性能不断提高、完善,立体镜在某种程度上弥补了深度觉丧失的缺憾,但上述缺点还是增加了对腹腔镜外科医生的素质与技能要求。要求腹腔镜手术医生更有耐心、更加精益求精。

（七）丧失手指触觉

手指被喻为外科医生的"第二眼睛",不仅能进行探查,也能实施最为安全的分离和引导剥离、紧急情况下的止血、心脏牵引暴露手术视野等多方面作用。腹腔镜手术则不可避免地失去手指触觉的"第二眼睛"功用。腹腔镜手术用超声波检查仪虽然能在某些方面弥补、甚至超越手指的探查作用,但在分离、紧急、止血方面则只能充分利用光照好、图像放大的优势,靠更加精细的解剖剥离、更加准确的电凝止血和先夹或先

扎再离断的腹腔镜手术技巧来弥补。

（八）设备器械依赖性增加

腹腔镜外科具有设备器械精密易损、环节繁多和特点，无疑这将增加手术医生对仪器的依赖性。设备器械方面的技术故障是造成中转开放手术的三大原因之一。